Peter Frölich

paramo

Peter Frölich

Diabetes behandeln mit EFT

Wie ich meinen Diabetes mellitus mit EFT-Klopfen in den Griff bekommen habe

param

Bibliografische Information Der Deutschen Bibliothek

Die Deutsche Bibliothek verzeichnet diese Publikation
in der Deutschen Nationalbibliografie;
detaillierte bibliografische Daten sind im Internet über
http://dnb.ddb.de abrufbar.

Alle Beschreibungen und Anleitungen in diesem Buch sind zur Selbsthilfe gedacht und bedeuten nicht notwendig, dass jedermann davon Nutzen erfährt oder allein durch eigene Bemühungen geheilt wird. EFT ist in der Praxis effektiv und die erzielbaren Resultate sind bedeutend, trotzdem mag das nicht auf jeden oder jedes spezielle Problem zutreffen. EFT ist keine formell bestätigte wissenschaftliche Methode und ist deshalb von experimenteller Art ohne garantiertes Ergebnis. Die Erklärungen in diesem Buch ersetzen keinen medizinischen, psychologischen oder anderen fachlichen Rat. Der Leser ist vielmehr aufgefordert, sich seine eigene Meinung zu bilden und ggf. fachlichen Rat einzuholen. Autor und Verlag schließen jegliche Haftung aus, die von den Darlegungen in diesem Buch abgeleitet werden soll.

Gestaltung ComGraphiX, Ahlerstedt
Gesamtherstellung Steinmeier, Deiningen

ISBN 978-3-88755-**259**-6

www.param-verlag.de

param

Halt!

Was ist der Mensch? Was ist Leben? Wenn auch Sie Ihren Körper für einen Bioautomaten halten, in den man oben eine Spritze reinsteckt und unten Gesundheit rauskommt, dann ist dies nicht das richtige Buch für Sie.

Die sogenannte moderne Wissenschaft beruht auf objektiven Daten. Um an entsprechende Daten heranzukommen, werden Experimente nach strengen Regeln durchgeführt. Auf dieser Grundlage operiert auch die Schulmedizin und ihr Pate, die Pharmaindustrie. Wie es aber mit einem Objektiv so ist, man sieht nur das, worauf man es richtet, und nur so viel, wie es scharf genug ist. Die Ergebnisse sind jederzeit und von jedem überprüfbar, doch wie die Ergebnisse zu bewerten sind, darüber gehen nicht selten auch die Fachmeinungen auseinander. Was also ist objektive Wissenschaft?

Urteile sind von Meinungen geprägt und hinter Meinungen stehen immer – mehr oder weniger bewusst – Vorurteile. Darum geht es in diesem Buch auch bei der Behandlung Ihres Diabetes. Der Materialismus, die Philosophie hinter der objektiven Wissenschaft, formuliert das Primat der Materie über den Geist. Nun hat die Atomphysik schon längst erkannt, dass es Materie an sich gar nicht gibt. Alles ist Energie, Masse nur eine Kraft, die von der Energie ausgeht. Aber mehr noch, neueste Experimente in der Quantenphysik haben gezeigt, dass der beobachtende Geist Einfluss auf die beobachtete Energie/Materie ausübt und das bedeutet das Primat des Geistes über die Materie. Revolution? Keineswegs, die ›Alltagswissenschaft‹ hat das bislang einfach nicht zur Kenntnis genommen. Das würde auch all zu viel Umdenken erfordern.

Immer wieder kommt es zu unerwarteten Genesungen selbst schwerster Krankheiten. Unerwartet sind sie, weil sie dem Denken von Schulmedizin und Pharmaindustrie zuwider laufen. Manche dieser Fälle mögen fragwürdig sein, doch es gibt auch genügend, die *wissenschaftlich* belegt sind. Da verschwinden Metastasen spurlos. Sie waren objektiv da und sind dann genauso objektiv fort. Oder der Arzt sucht einen bekannten Tumor bei einer erneuten Computertomographie vergebens. Das sind wissenschaftlich exakte Beweise für Heilungen, die unerwartet sind – weil sie nicht durch die schulmedizinischen Bemühungen herbeigeführt wurden. Sie erkennen die Scharade?

»Keine medizinische Fachzeitschrift beschäftigt sich mit der Untersuchung unerwarteter Genesungen. … Obwohl wissenschaftliche Institute die wichtigsten Erkrankungen erforschen und wichtige Daten zur Krankheits- und Seuchenbekämpfung zentral erfasst werden, gibt es in den USA nach wie vor kein nationales Register, in dem Fakten zu unerklärlichen Heilungen gesammelt werden. So ist nicht bekannt, wie oft, bei welchen Krankheiten und bei welcher Art Person sie vorkommen.«* Müßig zu erwähnen, dass es sonst wo in der Welt auch keine Anstalten gibt, dieses für die Betroffenen, also uns, so wichtige Phänomen *objektiv* zu klären. Aber das Objektiv nimmt nur wahr, worauf es gerichtet wird. Und wer richtet das Objektiv? Drei Millionen Diabetiker sind eine sichere Bank. Stellen Sie sich nur vor, Sie besäßen ein Produkt, das für drei Millionen Kunden – allein in Deutschland – lebenswichtig ist. Da kann vor dem Objektiv auch schon mal die Blende geschlossen werden.

Peter Frölich, Autor dieses Buchs, ist Diabetiker. Nein, nicht: »war Diabetiker«, sondern *ist* Diabetiker. Zwar hat er mit EFT seine Blutwerte normalisiert, und sein behandelnder Arzt stellt das bei den Untersuchungen auch mit seinen schulmedizinisch objektiven Methoden immer wieder zweifelsfrei fest, doch er glaubt seinem Patienten nicht und sucht andere, für *ihn* plausible Gründe (die aber gar nicht zutreffen), um das »Unerklärliche« so zu erklären, dass es seiner schulmedizinischen Meinung nicht widerspricht.

Auch die Krankenkasse führt Peter Frölich unbeirrbar weiter als Diabetiker. Die gleiche Krankenkasse, die unter Hinweis auf den fehlenden wissenschaftli-

*Hirshberg, Carlyle; Barasch, Marc Ian: Unerwartete Heilungen. In: Visionen (Herrischried), 9/2009, p. 24

chen Wirksamkeitsnachweis die Bezahlung einer EFT-Behandlung abweisen wird, weigert sich im gleichen Atemzug, dem wissenschaftlichen Nachweis folgend zu handeln, dass Peter Frölich kein Diabetiker mehr ist, weil seine Blutwerte die entsprechenden objektiven Eigenschaften nicht mehr haben. Ist das die moderne Wissenschaft?

Bei einem Splitterbruch ist es eine feine Sache, jemanden zu haben, der das richten und gegebenenfalls auch einen Stahlnagel einfügen kann. Keine Frage. Die Belastungen, Irritationen, Störungen und Erkrankungen, die uns heute in der Breite zu schaffen machen, wurzeln aber tiefer. Sie sind lediglich Symptom für Abweichungen oder Blockierungen auf Ebenen des Systems, an die Pille und Skalpell nicht heranreichen.

Wenn alles Energie ist, dann ist natürlich auch unser Körper ›nur‹ Energie. Der Bioautomat ist die sichtbare Hardware, die Energieströme sind die Software. Das ist an sich seit Jahrtausenden bekannt, hält aber jetzt erst Einzug in breitere Bereiche des Heilberufs, die aufgeschlossen, ganzheitlich und auf das Leben bezogen denken. Die Akupunktur beispielsweise behauptet, es gehe Energiebahnen im Körper, die sogenannten Meridiane. Obwohl mit Akupunktur großartige Behandlungen möglich sind und sogar viele Mediziner Akupunktur längst einsetzen, wird die theoretische Grundlage von der objektiven Schulmedizin noch immer skeptisch betrachtet. Inzwischen wurde es sogar möglich, durch

Messung und Darstellung der Biophotonen die Meridiane *objektiv* nachzuweisen, doch die meisten Wissenschaftler ignorieren das *objektiv* noch.

Auch Akupunktur, um bei dem Beispiel zu bleiben, ist ein Eingriff von außen, quasi eine energetische Operation. Das entspricht dem medizinischen Denken im Sinne des Reparaturbetriebs. Man bastelt nur nicht mehr an der Hardware herum, stochert dafür aber in die Software, um sie zu manipulieren.

Allerdings – das tritt langsam in das Bewusstsein fortschrittlich denkender Menschen – gibt es da auch noch einen Programmierer. Und das ist der Geist oder die Seele oder nennen Sie es, wie Sie wollen. Das Lebendige in uns. Und dieser Programmierer sagt: »Diabetes ist unheilbar.« Da können Sie an Hard- und Software herumschrauben, so viel Sie wollen. Und nun frage ich Sie: Wie kommt der Programmierer darauf, dass Diabetes unheilbar sei? Woher hat er das nur?

Günter Kieser, Verleger

param

Was soll ich denn nun glauben?

Es traf mich wie ein Schlag. Mein Leben lang hatte ich darauf gewartet, aber mein Leben lang hatte ich es auch verdrängt.* Besonders die zehn Jahre seit dem schrecklichen Tod meiner Mutter hatte ich mich immer wieder damit beruhigt, dass es in unserer Familie nur die Frauen treffen würde. Bei meiner Schwester hatte sich der Diabetes auch schon längst gezeigt. Im Januar 2008 war ich dann selbst fällig. Im Rahmen einer Vorsorgeuntersuchung wurde ein Diabetes mellitus, Typ II, diagnostiziert.

Mein Blutzuckerwert war bei 295, der Langzeitwert (HbA1c) war über 9 Prozent. Mir wurde Metformin 1000 verordnet. Nach wenigen Tagen war ich bei drei Tabletten täglich. Ich habe angefangen, täglich eine halbe bis ganze Stunde Fahrrad zu fahren, und habe Süßes gemieden, vor allem Cola und Schokolade. Nach zwei Monaten, bei der nächsten Untersuchung, war mein Blutzucker bei 110 und HbA1c auf 5,9 Prozent, also beide normal. Ich musste nur noch zweimal eine halbe Tablette nehmen. Außerdem hatte ich rund zehn Kilo abgenommen. Eigentlich toll.

*s. Kap. Diabetes, mein Leben, Seite 68

Doch die Nebenwirkung der Medikation zeigten sich nun. Mein Darm rumorte ständig. Das hätte ich ja noch hingenommen, doch es kamen leichte Muskelkrämpfe hinzu. Mein Arzt schlug mir ein anderes Präparat vor, doch ich wollte eigentlich nicht wechseln, weil alle anderen Tabletten auf Wirkmechanismen beruhen, welche die Bauchspeicheldrüse so belasten, dass irgendwann ihre Funktion gestört werden kann oder sie ganz ausfällt.

Weil ich mit Diabetes aufgewachsen bin, weiß ich einiges über die Krankheit. Mit den modernen Mitteln der heutigen Medizin kann man sie recht gut beherrschen. Das sah ich an meiner Schwester. Trotzdem war da dieses unangenehme Gefühl, denn in meinem Bauch rumorte der Satz: Diabetes ist unheilbar. Den Rest meines Lebens von Medikamenten und ärztlicher Versorgung abhängig zu sein, war eine schreckliche Vorstellung für mich. Und die Bilder aus meiner Kindheit und vor allem von den Amputationen bei meiner Mutter, nagten tief in meiner Seele.

Im März 2008 war ich auf der Suche nach Hintergrundinformationen zu einem exotischen Computer-Betriebssystem, einem Unix-Derivat, das mit dem Kürzel EFT bezeichnet wird. Ich ging ins Internet und gab als Suchbegriff »EFT« ein. Statt der gesuchten Information fand ich jedoch auf den ersten Ergebnisseiten nur Klopfakupunktur, Klopfakupressur, schnelle Hilfe bei Phobien und ähnliche Themen, wobei EFT für Emotional Freedom Techniques oder Energiefeld-Therapie stand.

Weiter unten fand ich dann auch die Informationen, die ich suchte, doch die Häufigkeit, mit der EFT mit einer energetischen Heilmethode in Verbindung gebracht wurde, überraschte mich und weckte auch mein Interesse, denn ich bin Sozialpädagoge mit gesprächstherapeutischem Hintergrund. Von Akupunktur hatte ich schon gehört. Ich wusste auch, dass es Energiebahnen, sogenannte Meridiane, im Körper geben soll, das sind Linien, auf denen die Akupunkturpunkte liegen. Weil die elektrische Leitfähigkeit der Haut an diesen Punkten von der Umgebung abweicht, kann man sie inzwischen auch mit Methoden der westlichen Medizin nachweisen. Ich hatte auch schon davon gehört, dass Akupunkturpunkte bei Schmerzen gedrückt oder massiert werden können. Aber klopfen?

Ich klickte einige der Einträgen an und konnte kaum glauben, was da von EFT behauptet wurde. Von Emotionen und Ängsten war die Rede, wie Traumata behandelt werden, wie man sich das Rauchen damit abgewöhnen kann und so weiter. Ich wollte es genauer wissen und habe bei Wikipedia nachgelesen. Da steht, dass diese Methode seit den achtziger Jahren in Amerika sehr erfolgreich bei psychischen Problemen aller Art angewendet wird. Auch bei Allergien sei eine große Erfolgsquote zu verzeichnen. Es gibt zur Zeit zwar nur wenige Studien zur Wirksamkeit von EFT, die wissenschaftlichen Kriterien entsprechen, trotzdem werde EFT immer häufiger auch in Kliniken angewendet. Auch in Deutschland und in ganz Europa arbeiten immer mehr Therapeuten mit dieser Methode.

Als nächstes suchte ich nach Büchern und war wieder erstaunt, wie viele Veröffentlichungen es zu dem Thema bereits gibt. Ich bestellte mir ein Buch mit DVD. Nachdem ich die ersten Seiten gelesen hatte, dachte ich: Rausgeschmissenes Geld! Das ist doch alles spinnert. Wie soll denn das Klopfen von immer gleichen Punkten bei so unterschiedlichen Problemen wie Höhenangst oder Heuschnupfen helfen. Das ist doch Quatsch mit Soße.

Nun war da ja noch diese DVD mit im Buch. Also dachte ich mir: Schau halt mal rein. Da zeigte dann ein EFT-Trainer, wie die Punkte zu beklopfen sind. Er sagte, man solle die nächsten fünf Minuten einfach mal mitklopfen. Und wenn man ein Problem habe, egal welcher Art, solle man sich kurz gefühlsmäßig darauf einstellen, bevor das Klopfen losgeht. Beim Klopfen solle man dann aber mitsprechen oder sich auf das konzentrieren, was *er* sage.

Ich hatte schon seit zwei Jahren am linken Bein einen Ausschlag. Ich hatte das verschiedenen Ärzten gezeigt und alle waren ratlos. Neurodermitis wurde genauso ausgeschlossen wie eine Allergie. Der Ausschlag juckte aber bei jedem Temperaturwechsel mindestens fünf bis zehn Minuten und auch beim Zu-Bett-Gehen und beim Aufstehen. Wie das zu beruhigen wäre, wusste mir auch kein Arzt zu sagen. Also stellte ich mich »kurz gefühlsmäßig« auf diesen Ausschlag ein und habe mitgeklopft. Danach habe ich Buch und DVD ins Regal gestellt und den restlichen Tag nicht mehr daran gedacht.

Als ich am Abend ins Bett ging, wurde ich stutzig. Da war doch was? Sie werden es gewiss schon raten, das Jucken blieb aus. Das fand ich zwar angenehm, hielt es aber für Zufall. An den paar Mal klopfen konnte es doch schließlich nicht liegen. Am anderen Morgen beim Aufstehen hat es sich aber auch nicht gezeigt. Da war ich dann doch etwas beeindruckt. Ich hatte ja wirklich nur die paar Minuten zur DVD geklopft und trotzdem diese prompte Wirkung. Ich habe das Jucken auch nie wieder beklopft und es blieb doch dauerhaft aus. Bis heute ist es nicht wiedergekommen. Es dauerte zwar noch mehrere Wochen, bis die kranke Haut nicht mehr geschwollen und gerötet war, aber der Ausschlag und der lästige Juckreiz sind endgültig geheilt.

Gary Craig, der die *Emotional Freedom Techniques* entwickelt hat, sagt: »Try it on everything.«[*] Da habe ich mir gedacht, wenn es bei einem Ausschlag, der alle Ärzte ratlos gemacht hat, so gut geklappt hat, warum soll ich es dann nicht auch mal mit dem Diabetes probieren. Die Diganose war ja noch recht frisch und der Schrecken darüber saß mir noch in den Knochen.

[*] Versuch es bei allem.

Außerdem machten mir auch die Nebenwirkungen der Medikamente zu schaffen. Da kam mir EFT gerade recht. Ich wusste ja nicht, dass Diabetes für diese Methode schon ein dicker Brocken ist. Aber manchmal ist es eben gut, wenn man nicht so genau weiß, was man vor sich hat, denn so ging ich die Sache sehr enthusiastisch an.

Ich habe jeden Tag mehrmals geklopft. Zum Glück hatte ich gelesen, dass man hartnäckig sein soll. Mir war schon klar, dass ich nicht wieder mit einem Übernacht-Erfolg rechnen konnte. Weil ich meine Blutzuckerwerte täglich selbst prüfte, hatte ich eine klare Latte, an der ich den Heilungserfolg des Klopfens messen konnte. Tatsächlich konnte ich es nach einer Woche wagen, nur noch eine halbe Tablette zu nehmen. Nach etwa vier Wochen brauchte ich das Medikament überhaupt nicht mehr. Mein Nüchternzucker blieb täglich unter 100, und wenn ich etwas gegessen hatte, war mein Zuckerwert nach zwei Stunden immer wieder unter 140. Von der Diabetes-Schulung wusste ich, dass das so gut ist. Wenn ich mich recht erinnere, war da sogar nur von einem Wert unter 200 die Rede.

So ganz nebenbei hatte ich meinen Bluthochdruck in die Klopfroutine mit eingebaut und der hatte sich gleichzeitig auch so weit normalisiert, dass ich keine Medikamente mehr dagegen nehmen musste.

Nun war ich auf die nächste Langzeituntersuchung gespannt. Mein HbA1c war auf 5,4 Prozent. Mein Arzt war hoch erfreut und lobte mich, dass ich so fleißig Rad führe und die Diät so gut hielte. Ich musste innerlich schmunzeln, erzählte ihm aber nichts. Ich war schließlich selbst noch skeptisch und wollte es jetzt genau wissen. Deshalb hörte ich mit dem Fahrrad fahren auf. Nichts! Mein Blutzuckerwert blieb unten. Inzwischen fahre ich trotzdem wieder regelmäßig, einfach weil es mir gut tut. Als nächstes traute ich mich wieder an Cola und Süßigkeiten. Keine Wirkung auf den Blutzuckerwert. Inzwischen esse und trinke ich wieder wie früher und meine Werte bleiben normal. Gut, ich habe wieder zugenommen und fast mein altes Gewicht erreicht, da muss ich mich vielleicht mal klopfend* drum kümmern, aber an meinen Zuckerwerten hat das nichts geändert.

Bei der nächsten Quartalsuntersuchung habe ich meinem Hausarzt erklärt, wie ich meinen Diabetes in den Griff bekommen habe. Er sagte zwar nichts dazu, aber an seinem Gesichtsausdruck konnte ich deutlich erkennen, was er von meiner Erklärung hielt. Er hat mir nicht geglaubt, dass ich weder vermehrt Sport treibe noch nach strenger Diät lebe. Die Schulmedizin sagt nun mal, Diabetes ist unheilbar. Was ein solcher *Glaubenssatz* bewirkt, darauf komme ich noch zu sprechen. Ich habe vorher schlechte Blutwerte gehabt und habe nun normale Werte. Das kann ganz wissenschaftlich

*Laye, Evelyne: Schlank ohne Diät dank EFT. Wie Sie ganz ohne Diät mit EFT-Klopfen Ihr Idealgewicht finden und halten. Ahlerstedt (Param) 2008

nachgemessen werden. Weil aber nicht sein kann, was nicht sein darf, gibt es nur die Möglichkeit, dass ich lüge. Das Vorurteil, Diabetes ist unheilbar, wird höher eingestuft als meine Glaubwürdigkeit. Ist das nicht interessant? Auch meine Krankenkasse führt mich weiterhin als Diabetiker, obwohl meine Blutzuckerwerte schon seit mehr als einem Jahr dagegen sprechen. Einmal Diabetiker, immer Diabetiker.

Wenn mir nicht einmal mein Hausarzt glauben kann, wie dann Sie? Vielleicht leben Sie ja schon einige Jahre mit Ihrer »Zuckerkrankheit« und haben sich längst damit abgefunden, dass sie unheilbar sei. Wie sollen Sie meine Geschichte glauben können?

Ich wollte wissen, ob es bei mir nur ein glücklicher Zufall war oder ob auch anderen Betroffenen mit dieser Methode geholfen werden kann. Deshalb ging ich auf die Suche und fand auf der Internet-Seite von Gary Craig* entsprechende Berichte. Offensichtlich war es also kein Zufall bei mir. Andere vor mir hatten mit EFT bei Diabetes schon Erfolg. Diese Tatsache hat mich angespornt. Ich wünschte mir, dass jeder diese Methode kennen lernen könnte, um sich selber damit zu helfen. Deshalb habe ich mich zum EFT-Trainer und -berater ausbilden lassen und deshalb habe ich auch dieses Buch geschrieben. Ich bin von der Idee beseelt, den verhängnisvollen Glauben aufzulösen, Diabetes sei unheilbar. Ich glaube an die Intelligenz der Zellen,

*www.emofree.com

nein, ich weiß, dass sie intelligent sind, weil ich am eigenen Leib erfahren habe, was möglich ist, wenn man die Selbstheilungskräfte des Körpers wieder in den natürlichen Fluss bringt.

Ich möchte erreichen, dass möglichst viele Diabetiker erkennen, dass sie vielleicht gar nicht auf alle Zeit mit dieser Krankheit leben müssen. Aber ich will Ihnen auch auf gar keinen Fall falsche Hoffnungen machen. Es gibt keine Garantie, dass es auch bei Ihnen hilft. Alle Menschen sind verschieden und reagieren unterschiedlich auf EFT.

Aus rein rechtlichen Gründen muss ich an dieser Stelle auch auf Folgendes hinweisen:

- Ich bin weder Arzt noch Heilpraktiker.
- EFT ist eine junge Methode aus dem Bereich der energetischen Heilung, die bislang noch kaum erforscht ist. Nebenwirkungen sind nicht bekannt, können aber nicht vollkommen ausgeschlossen werden.
- Wenn Sie sich mit EFT selbst behandeln wollen, müssen Sie zu jeder Zeit die volle Verantwortung für Ihr körperliches und geistiges Wohlbefinden übernehmen und gegebenenfalls Fachleute zu Rate ziehen.
- Weder ich, noch Gary Craig, der Entwickler von EFT, können für die Folgen Ihrer Selbstbehandlung oder Ihrer Anwendung von EFT bei anderen haften.

- Mit den Begriffen Behandlung, behandeln und ähnlichen ist keine Behandlung im medizinischen Sinne gemeint, sondern ein Anwenden der hier beschriebenen energetischen Methode.

Auf jeden Fall wünsche ich Ihnen viel Erfolg, auch wenn Sie durch das Lesen dieses Buchs ›nur‹ eine andere Einstellung zum Diabetes, zu Ihrem Körper und zu sich selbst erlangen. Aber vielleicht erleben ja auch Sie einen so durchschlagenden Erfolg wie ich. Das wünsche ich Ihnen von Herzen. Dann hat es sich wirklich gelohnt, dieses Buch zu schreiben, und ich würde mich sehr freuen, von Ihren Erfahrungen zu hören, denn ich will dieses Thema unbedingt weiter verfolgen und die Ergebnisse der Anwendung sammeln. Und Sie dürfen mich auch gerne um Rat fragen, wenn es mal absolut nicht weitergehen will.[1]

Bitte betrachten Sie alles, was Sie im Folgenden lesen, als Vorschlag. Passen Sie es an Ihre persönlichen Lebensbedingungen an und informieren Sie sich eventuell in weiteren Büchern.[2] Gehen Sie die Sache kreativ und spielerisch an. Sie haben schließlich nichts zu verlieren, aber viel zu gewinnen. Vielleicht haben Sie nach dem Lesen dieses Buchs auch den Eindruck, dass Sie sich mit fachlicher Unterstützung sicherer fühlen. Dann suchen Sie sich einen erfahrenen EFT-Berater. Inzwischen gibt es auch im deutschsprachigen Raum

[1]peter.froelich@eft-im-wonnegau.de [2]z. B. Steve Wells und Dr. David Lake: Pocket-Guide EFT. Ahlerstedt (Param) 2007)

schon genügend, dass Sie sicher auch in Ihrer Nähe jemanden finden.*

Grundlagen von EFT

Die energetische Psychologie (EP) geht davon aus, dass es ein Energiesystem gibt, das den Körper ähnlich durchzieht wie das Gefäß- oder Nervensystem. In den klassischen Systemen der indischen oder chinesischen Medizin gehen alle diagnostischen und therapeutischen Überlegungen von dieser Grundlage aus. In der modernen westlichen Medizin wird das Energiesystem nicht berücksichtigt.

Die Energie fließt in Bahnen, die Meridiane genannt werden, und es gibt Hauptbahnen und Verästelungen. Auf den Bahnen liegen Punkte mit erhöhter Funktionalität. An diesen Punkten arbeitet beispielsweise die Akupunktur, um auf den Fluss in den Energiebahnen einzuwirken. Dieses Energiesystem versorgt nämlich alle darunter liegenden Körpersysteme mit (Lebens-) Energie. Ist der Energiefluss in einem Meridian gestört, wird das ihm angeschlossene Organ nicht hinreichend versorgte und erkrankt. Und umgekehrt, wird ein Organ dauerhaft überlastet, beispielsweise die Leber durch regelmäßigen ›Genuss‹ von Alkohol, wird der Energiefluss im zugehörigen Meridian gestört.

*www.eft-dach.org

Weil die Schulmedizin die Existenz der Meridiane ignoriert, ist es möglich, dass bei einem operativen Eingriff ein Meridian durchschnitten und dadurch erheblich gestört wird. Die eigentliche Operation ist dann erfolgreich, doch nach einiger Zeit treten Probleme an ganz anderer Stelle auf, die vordergründig betrachtet mit dem Eingriff überhaupt nichts zu tun haben.

Das Energiesystem wird aber nicht nur durch physische Einwirkungen gestört. Alle Eindrücke, die wir erleben, bilden sich im Energiesystem ab. Jeder weiß, dass Ärger den Blutdruck steigen lassen kann oder Angst den Puls erhöht. Wenn Sie sich erschrecken, wirkt das auf Ihr Energiesystem und Ihr Herz fängt an zu rasen. Wenn Sie enttäuscht sind, stellt sich keine so vordergründige körperliche Reaktion ein, doch Sie spüren, dass Ihre Energie niedrig ist. Sie fühlen sich kraftlos und schlapp – und strahlen das auch aus. Die Arme hängen schlaff herab, der Körper ist gebeugt, der Kopf ist nach vorne geneigt, Sie schauen auf den Boden. Wenn Sie sich freuen, sind Sie voller Energie, stehen gerade, die Arme leicht angewinkelt, der Kopf ist erhoben und Sie schauen nach vorn.

Wie alle anderen Körpersysteme regeneriert sich auch das Energiesystem. Doch wenn Eindrücke sehr heftig sind oder sich fortgesetzt wiederholen, bleiben Schmerzen, Ängste oder sonstige negative Emotionen zurück. Körperlich lässt sich nichts mehr finden, aber die Störung im Energiesystem ist weiterhin vorhanden und damit auch der Schmerz, die Angst oder eine andere Empfindung. Gary Craig sagt: »Ursache jeder negativen Emotion ist eine Blockade im körpereigenen Energiesystem.«

Doch nicht nur Wahrnehmungen zum Beispiel von Gefahr beeindrucken das Energiesystem, auch Gedanken tun das. Angst, sich mit irgendeiner Grippe anzustecken, schwächt das Immunsystem. Dadurch steigt die Gefahr, sich anzustecken. Ob ein Gedanke ›richtig‹ oder ›falsch‹ ist, spielt dabei keine Rolle. Ein Kind, das ständig von den Eltern bevormundet wird und gesagt bekommt: »Dazu bist du noch zu klein und dumm«, ist irgendwann davon überzeugt, klein und dumm zu sein. Dieser Gedanke prägt sich (ungeprüft) in das Unbewusste ein und bildet sich im Energiesystem ab. Der Betroffene ist sich dessen nicht bewusst, aber tief in seinem Innersten ist er davon überzeugt, klein und dumm zu sein. Was soll aus jemandem werden, der einen solchen Glaubenssatz verinnerlicht hat? Wie soll man jemals von Tabletten oder Spritzen frei kommen, wenn Diabetes unheilbar ist?

Ein Glaubenssatz ist ein Programm, das uns unbewusst gegen unsere bewussten Ziele und Interessen handeln lässt. Der junge Mann studiert Betriebswirtschaft und träumt von einer eigenen Firma. Er macht auch einen sehr guten Abschluss und seine Professoren sagen, dem stehen alle Türen offen. Aber sein Glaubenssatz: »Ich bin zu klein und dumm«, drückt sich unterschwellig in allem aus, was er unternimmt. Und am Ende ist er Sachbearbeiter in einer anderen Firma und macht seinen Chef groß und erfolgreich.

Es gibt viele Berichte von ›Wunderheilungen‹ unheilbarer Krankheiten wie Krebs oder Tumoren. Allen diesen Berichten ist eins gemeinsam, die Betroffenen waren der festen Überzeugung, stärker zu sein als die Krankheit. Und das hat ihnen die Kraft und den Mut gegeben, ungewöhnliche Wege zu gehen, die sie schließlich ans Ziel geführt haben.

Noch ist EFT so ein ungewöhnlicher Weg. Die Energiebahnen können inzwischen nachgewiesen werden und die Wirksamkeit der Akupunktur ist ja auch schon lange bekannt. Der Zusammenhang von Eindrücken und körperlicher Energie ist offensichtlich. Und dass Körper und Seele krank werden, wenn die Energieversorgung schlecht ist, leuchtet ebenfalls ein. Da ergibt der Umkehrschluss, dass körperliche und seelische Symptome verschwinden, wenn die Blockaden im Energiesystem gelöst werden. EFT löst die Blockaden und beweist damit diesen Denkansatz.

Es kann sein, dass eine einzige EFT-Anwendung eine Blockade beseitigt und das Problem dauerhaft beseitigt. Es kann aber genauso gut sein, dass ein Problem viele Aspekte hat und sich vielschichtig manifestiert, so dass es viele, viele Klopfrunden braucht, dieses Netzwerk von Blockaden restlos aufzulösen. Deshalb sollten Sie sich schon jetzt vorsichtshalber mit Geduld und einer guten Portion Hartnäckigkeit wappnen. Steter Tropfen höhlt den Stein.

Auch der Diabetes hat tiefgreifende emotionale Aspekte, die Angst vor den Spätfolgen, vor dem Versagen der Organe, der Nerven, dem Verlust der Sehkraft und so weiter. Diese Ängste bilden sich im Energiesystem als Blockaden ab. Und die Blockaden machen den Körper krank und rufen in der Seele die Ängste hervor, die wiederum das Energiesystem blockieren. Dieser Kreislauf, der sich mit der Zeit immer weiter aufschaukeln und zu immer schlimmeren Störungen führen kann, wird durch EFT wirkungsvoll aufgelöst. Negative Emotionen und Glaubenssätze führen, auch wenn sie uns gar nicht bewusst sind, zu Blockaden im Energiesystem. Lösen wir die Blockaden, entziehen wir der Krankheit den Boden. Kann die Energie wieder fließen, hat unser Körper mehr Kraft zu regenerieren und so die Krankheit zu neutralisieren.

Die psychoenergetische Umkehrung

Blockaden im Energiesystem bewirken, dass bestimmte Bereiche des Körpers nicht hinreichend versorgt werden und das führt zu körperlichen und seelischen Problemen. Das leuchtet ein. Die Energie fließt in Bahnen. Auf den Bahnen gibt es besonders wirksame Punkte. Durch Klopfen dieser Punkte kann der Energiefluss stimuliert und dadurch harmonisiert werden. Auch das leuchtet ein. Wie ist dann aber zu erklären, dass die Klopfroutine keine Wirkung zeigt, obwohl alles richtig gemacht wurde?

Der Grund ist eine tiefgreifende Störung im Energiesystem, die als psychoenergetische Umkehrung (PU) bezeichnet wird. Eine PU kann nur kurzfristig wirken oder aber länger anhalten und in Bezug auf mehrere Probleme gleichzeitig wirken und dabei sogar dauerhaft (global) vorliegen. Ein Beispiel das Ihnen vielleicht bekannt vorkommt: Sie wollen unbedingt abnehmen. Sie haben sich auch einen Plan zurechtgelegt, wie Sie das erreichen wollen. Und dann stehen Sie doch wieder vor dem Kühlschrank und ertappen sich beim Naschen, weil Sie sich für irgendetwas ›belohnen‹ müssen. Der Energiefluss, den Sie für das Abnehmen verwenden, hat sich umgekehrt und Sie zum gegenteiligen Verhalten gebracht. Die Überzeugung, sich belohnen zu müssen, wurde dadurch eventuell sogar noch verstärkt.

Was steckt dahinter? Wenn Sie beim letzten Abnehmen krank geworden sind, weil Ihr Körper geschwächt war, dann sagt eine leise Stimme im Hintergrund: »Nein, Abnehmen ist nicht, da wirst Du nur wieder krank.« Hinter diesem sogenannte Tail-Ender* steckt

*wörtlich übersetzt: Schwanzender. Das unscheinbare Schwanzende bestimmt, wie lang der Hund ist, und nicht der dicke, eigentliche Schwanz. Damit ist gemeint, dass die kleine, unscheinbare Stimme im Hintergrund

eine spezifische PU, die Ihr Bemühen immer wieder sabotiert. Sie muss zuerst beklopft werden.

Von einer spezifischen PU spricht man, wenn sie sich auf ein spezifisches Problem oder oft sogar nur auf einen Aspekt eines Problems bezieht. Im Gegensatz dazu steht die globale PU, die mehreren oder sogar sehr vielen Problemen zugrunde liegt und meist auch zeitlich nicht begrenzt ist.

Dieses seltsame Phänomen der psychoenergetischen Umkehrung liegt vielen Problemen zugrunde. Sie kennen sicher auch mindestens einen Menschen, der es an sich immer gut meint, sich viel Mühe gibt, aber irgendwie geht es immer schief und er bekommt keinen Boden unter die Füße. Es gibt Künstler, die wirklich großartig sind, aber sie bekommen kaum ein Engagement oder eine Ausstellung, während andere, die nicht besser sind, von einem Erfolg zum anderen fliegen. Doch auch bei Menschen in unserer Nähe, in der Familie oder am Arbeitsplatz sehen wir immer wieder, wie sie sich selbst ein Bein stellen. Die psychoenergetische Umkehrung ist ein geheimes Selbstsabotage-Programm.

Eine spezifische PU lässt sich nur schwer erkennen, aber umso leichter beheben. Die EFT-Routine beginnt deshalb immer mit der (vorübergehenden) Neutralisierung etwaiger psychoenergetischer Umkehrungen.

des Unterbewusstseins festlegt, wohin die Energie in den Meridianen fließt, und nicht die laute Stimme des bewussten Entschlusses.

Das ist eine Vorsichtsmaßnahme, die, wie Sie noch sehen werden, nicht viel Mühe macht und nicht schaden kann, denn wenn gar keine PU vorliegt, dann geschieht einfach nichts, auch nichts Negatives. Aufgelöst wird eine PU dadurch, dass man das Problem akzeptiert und dies auch laut ausspricht. Genaueres dazu weiter unten. Noch schwieriger wird es bei globalen psychoenergetischen Umkehrungen. Wie Sie die behandeln, erfahren Sie im Kapitel »Ängste und Glaubenssätze«.

Die neurologische Desorganisation

Wenn die psychoenergetischen Umkehrungen in der EFT-Routine berücksichtigt wurden und das Klopfen trotzdem nicht die erwarteten Erfolge zeitigt, kann eine neurologische Desorganisation *(Switching)* der Grund dafür sein. Es handelt sich dabei um eine Störung des Nervensystems, die sich beispielsweise als Schwierigkeiten beim Lernen zeigen kann, durch das Verwechseln von Links und Rechts, Bewegungsstörungen oder indem auffallend häufig das Gegenteil von dem gesagt wird, was eigentlich beabsichtigt ist. Bei EFT wirkt sich ein Switching sehr häufig so aus, dass der Prozess auf der Stelle zu treten scheint. Mehr dazu weiter unten.

Wenn Sie den Verdacht haben, bei Ihnen liege ein Switching vor, sollten Sie sich von einem erfahrenen Kinesiologen testen lassen. Es gibt viele Methoden, ein Switching auszugleichen. Um den Rahmen dieses Buchs nicht zu sprengen, stelle ich Ihnen die **Überenergiemethode** vor, die am häufigsten eingesetzt wird:

1. Setzen Sie sich auf einen Stuhl und strecken Ihre Beine aus.
2. Legen Sie das linke Bein über das rechte, so dass sie sich bei den Fußknöcheln kreuzen.
3. Strecken Sie Ihre Arme aus und drehen die Handflächen nach außen, so dass die Daumen nach unten zeigen.
4. Kreuzen Sie den rechten Arm über den linken und verschränken die Finger wie zum Beten.
5. Führen Sie die Hände nach unten in einer kreisförmigen Bewegung vor Ihre Brust unter das Kinn. Die Ellenbogen sind nun angewinkelt und ruhen auf dem Bauch.
6. Schließen Sie die Augen und bleiben zwei Minuten in dieser Haltung. Denken Sie an Gleichgewicht oder Balance oder stellen Sie sich eine Balkenwaage oder Wippe im Gleichgewicht vor.
7. Öffnen Sie die Augen und lösen dann Arme und Beine. Atmen Sie ein paar Mal tief durch.

Auch wenn gar kein Switching vorliegt, ist das eine wunderbare Entspannungsübung.

Die Methode

Nach den einleitenden allgemeinen Erklärungen werde ich jetzt zunächst die Elemente der EFT-Routine grundsätzlich vorstellen. Weiter unten werde ich dann konkret und im Detail darauf eingehen, wie ich den Diabetes beklopft habe, und werde Ihnen Hinweise geben, wie Sie dieses Vorgehen an Ihre persönliche Situation anpassen können.

Kern der EFT-Methode sind die Klopfpunkte. Der Körper wird von 14 Hauptmeridianen durchzogen, die Tausende Verästelungen haben und auf denen eine Unzahl von Punkten liegt. Fred Gallo, ein Kollege von Gary Craig, hat zum Beispiel ein sehr differenziertes Diagnose- und Anwendungssystem (EDxTM) entwickelt, mit dem für jeden Klienten für seine individuelle Störung eine ganz spezielle Sequenz von Klopfpunkten ermittelt wird. Das können natürlich nur umfangreich ausgebildete Ärzte oder Heilpraktiker anwenden. Die besondere Leistung von Gary Craig besteht darin, dass er in langen Testreihen und durch sehr viel Erfahrung ein Set von Punkten ermittelt hat, das Schlüsselpositionen berücksichtigt und so bei fast allen Störungen helfen kann.

Die Klopfpunkte

Die Klopfsequenz umfasst dreizehn Punkte. Sie wird auch als lange Sequenz bezeichnet. Die letzten fünf Punkte liegen auf der Hand. Manche EFT-Trainer arbeiten mit der sogenannten kurzen Sequenz, bei der die Handpunkte fortgelassen werden. Es gibt auch noch eine spezielle Sequenz für Kinder mit nur fünf Punkten, weil das leichter zu merken ist. Gary Craig hat über die Jahre immer wieder mit der Sequenz experimentiert, weshalb es auch hier und da leichte Variationen gibt. Statt des Punktes »auf den Rippen« klopfen manche den Punkt »auf dem Scheitel« und manche klopfen keinen der beiden, ihre Sequenz umfasst dann nur zwölf Punkte.

Die Meridiane liegen symmetrisch auf den Körperseiten. Wenn hier ein Klopfpunkt beschrieben wird, der nicht auf der Körperachse liegt, können Sie wahlweise die rechte oder linke Körperseite Klopfen. Weil Rechtshänder mit der rechten Hand klopfen, werden sie bequemerweise Punkte auf der linken Körperhälfte klopfen, Linkshänder umgekehrt. Sie können aber auch wechseln oder gleichzeitig mit beiden Händen klopfen. Wie Sie sich entscheiden, ist nicht wichtig für die Wirkung, Sie sollten sich aber von Anfang an eine spezielle

Art zu klopfen angewöhnen und die beibehalten, damit der Klopfvorgang möglichst bald automatisiert wird und Sie nicht mehr darauf zu achten brauchen, welcher Punkt als nächster an die Reihe kommt, so wie Sie beim Treppensteigen auch nicht mehr auf jede Stufe achten müssen, sondern Ihrem System nur den Befehl »Treppe« geben und das Programm läuft unterhalb der Bewusstseinsschwelle automatisch ab.

Auch die Reihenfolge der Klopfpunkte ist nicht erheblich. Wenn Sie die Punkte mal vertauschen, macht das nichts. Es hat sich nur eine bestimmte Reihenfolge eingebürgert, weil sie leicht zu merken ist, und ich empfehle Ihnen, auch bei dieser Reihenfolge zu bleiben, aus dem gleichen Grund der Automatisierung.

1 **Augenbraue** neben der Nasenwurzel, am Anfang der Augenbraue

2 **seitlich vom Auge** am knöchernen Rand der Augenhöhle, am äußeren Rand in Höhe der Pupille

3 **unter dem Auge** oberer Rand des Jochbeins, direkt unter der Pupille

4 **unter der Nase** zwischen Nase und Oberlippe

5 **über dem Kinn** in der Grube unter der Unterlippe

6 **Schlüsselbein** in der kleinen Vertiefung, die sich genau unterhalb der Verbindung von Brust- und Schlüsselbein befindet

7 **unter dem Arm** etwa zehn Zentimeter unterhalb der Achselhöhle seitlich am Körper

8 **auf den Rippen** unter der Brustwarze zwischen der sechsten und siebten Rippe (wo bei Frauen die Unterkante des BH auf den Rippen aufliegt)

9 **Daumen** äußerer Rand des Nagelfalzes auf der dem Zeigefinger abgewandten Seite

10 **Zeigefinger** äußerer Rand des Nagelfalzes auf der dem Daumen zugewandten Seite

11 **Mittelfinger** äußerer Rand des Nagelfalzes auf der dem Zeigefinger zugewandten Seite

12 **kleiner Finger** äußerer Rand des Nagelfalzes auf der dem Ringfinger zugewandten Seite

13 **Handkantenpunkt** auf der Handkante, wo die obere Handlinie endet

Machen Sie sich zunächst mit der Lage der Punkte vertraut. Legen Sie Mittel- und Ringfinger zusammen und tippen kurz auf den jeweiligen Punkt. Bei den Punkten auf den Nagelfalzen nehmen Sie nur den Ringfinger. Gehen Sie die dreizehn Punkte mehrmals durch und prägen sich die Abfolge gut ein. Machen Sie das mehrmals am Tag oder über einige Tage verteilt, während Sie dieses Buch lesen, so dass Ihnen die Dreizehn-Punkte-Sequenz in Fleisch und Blut übergegangen ist, wenn Sie mit dem eigentlichen Klopfen anfangen.

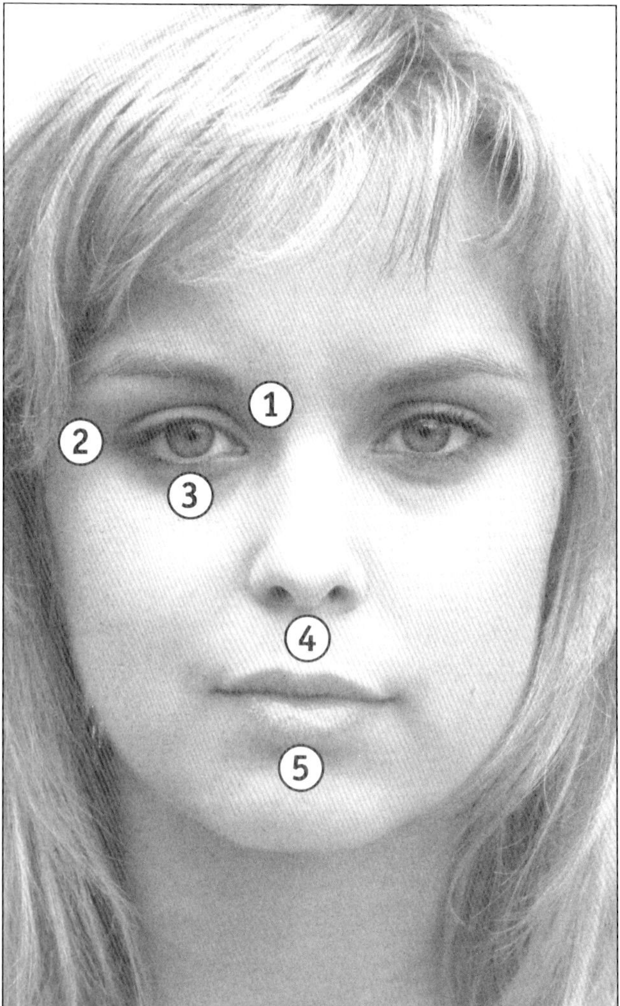
1
2
3
4
5

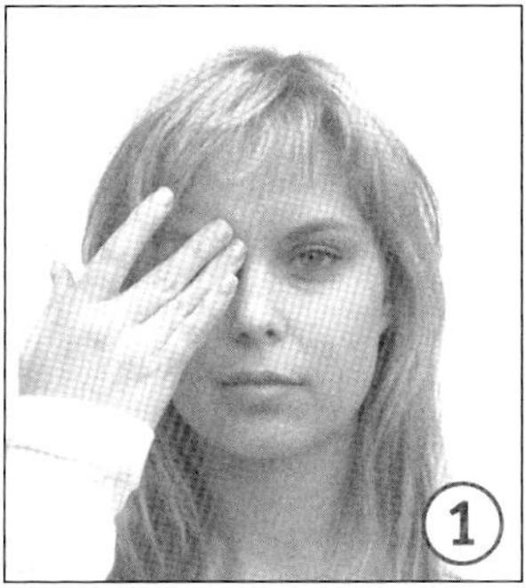

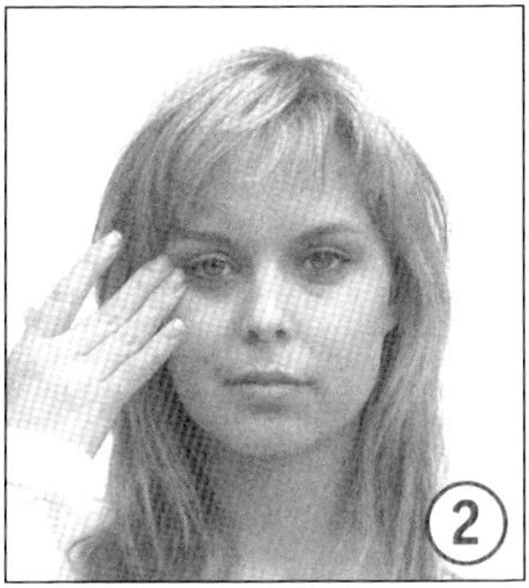

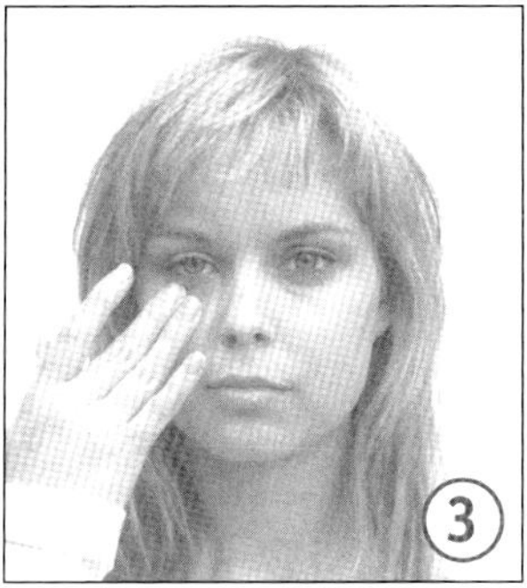

1 **Augenbraue**

2 **seitlich vom Auge**

3 **unter dem Auge**

4 **unter der Nase**

5 **über dem Kinn**

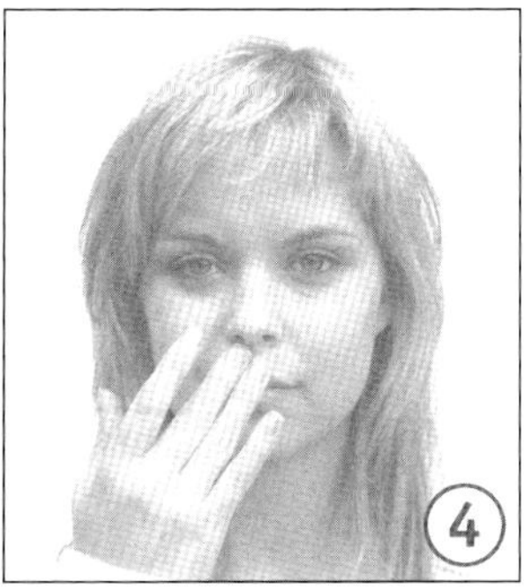

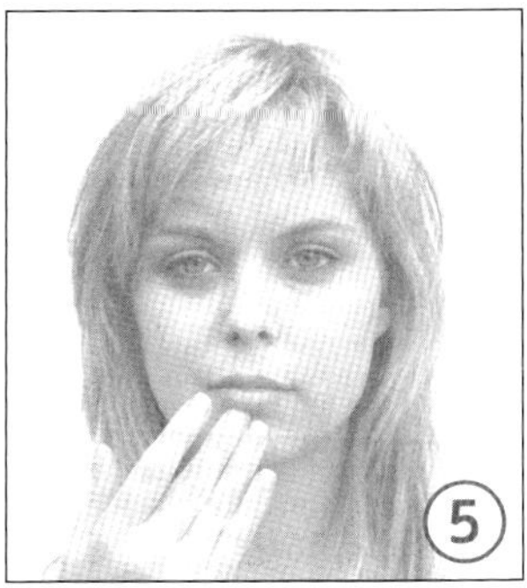

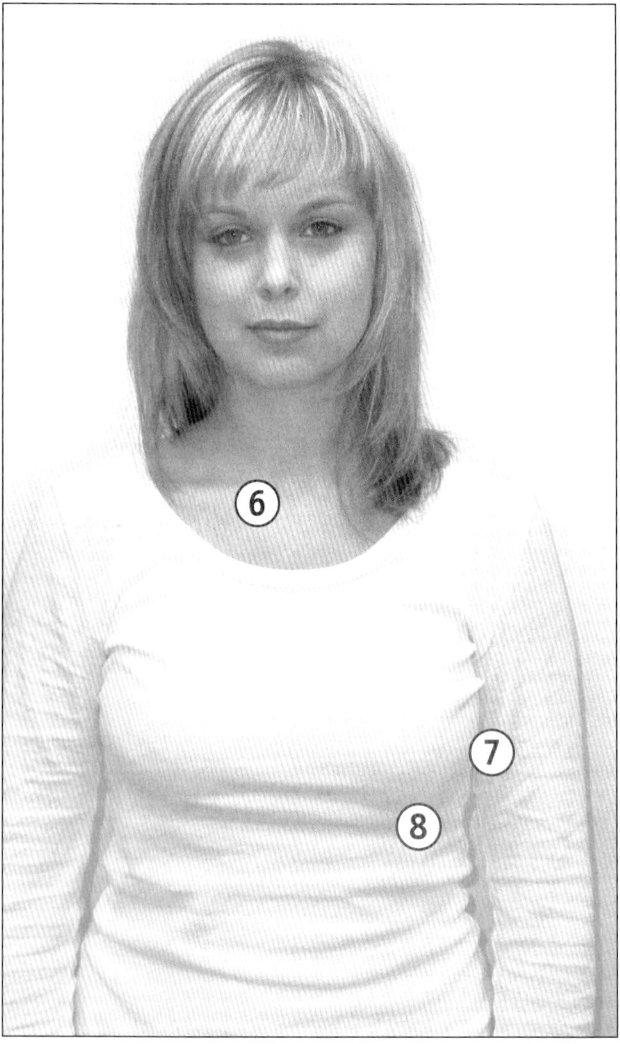
6
7
8

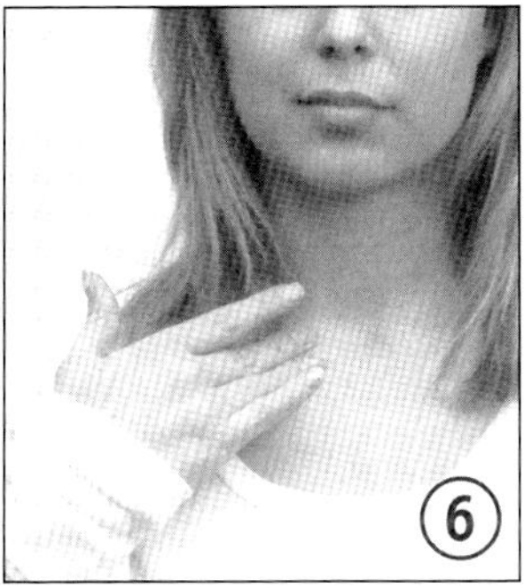

6 **Schlüsselbein**

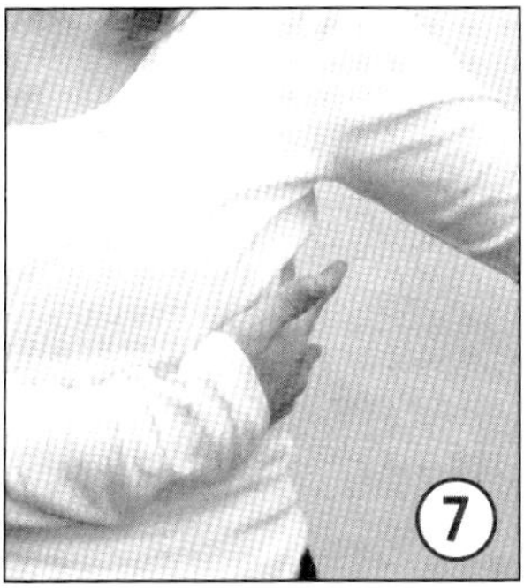

7 **unter dem Arm**

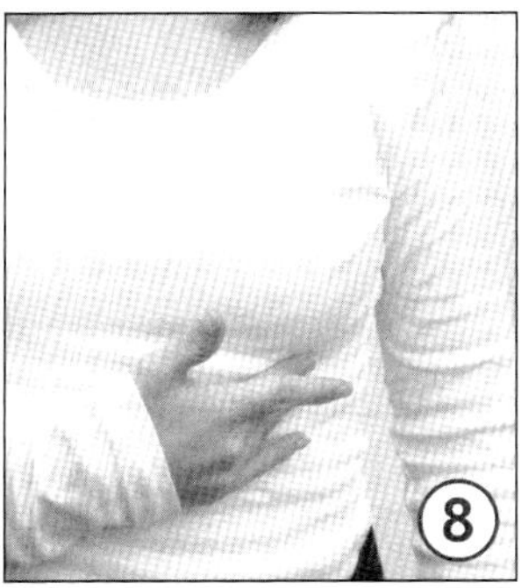

8 **auf den Rippen**

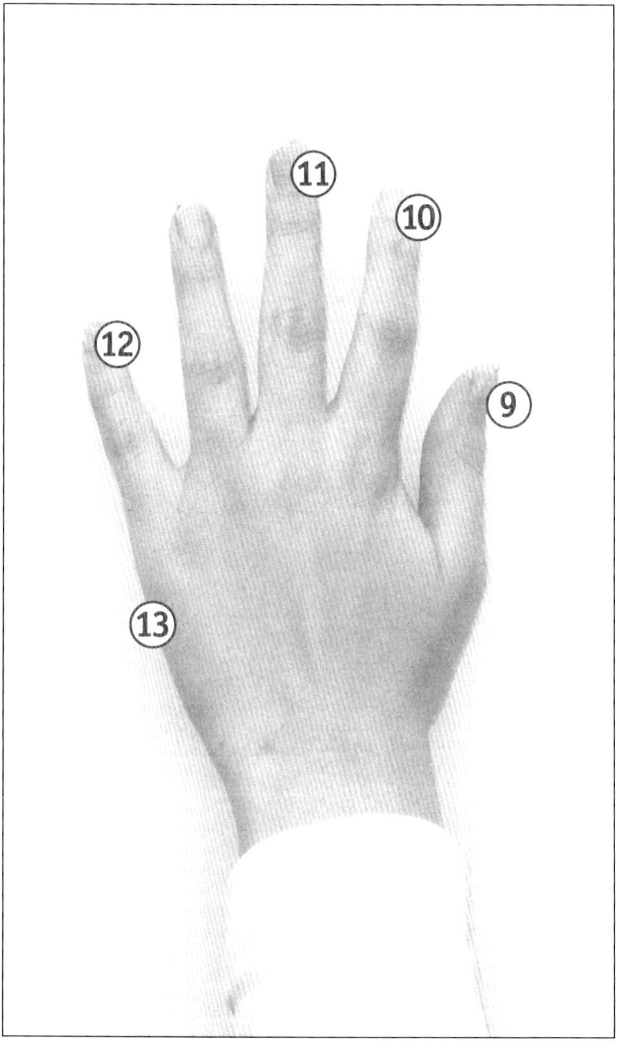
11
10
12
9
13

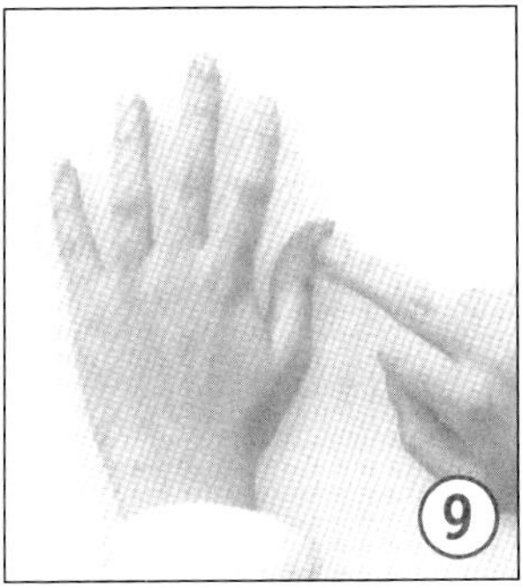

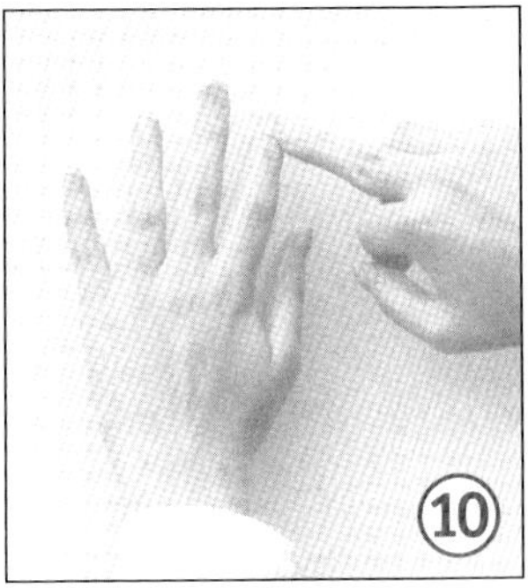

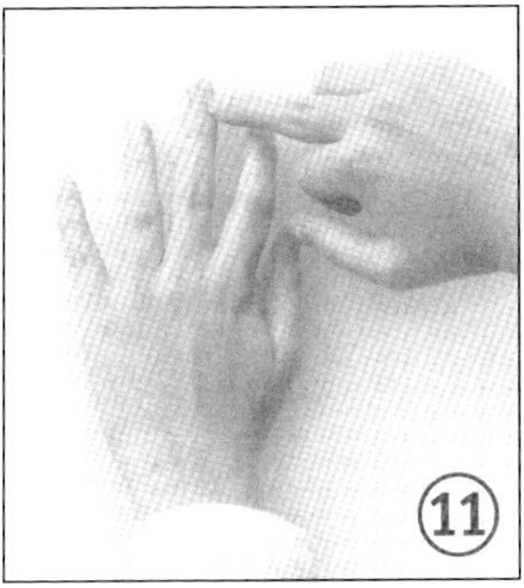

9 **Daumen**

10 **Zeigefinger**

11 **Mittelfinger**

12 **kleiner Finger**

13 **Handkantenpunkt**

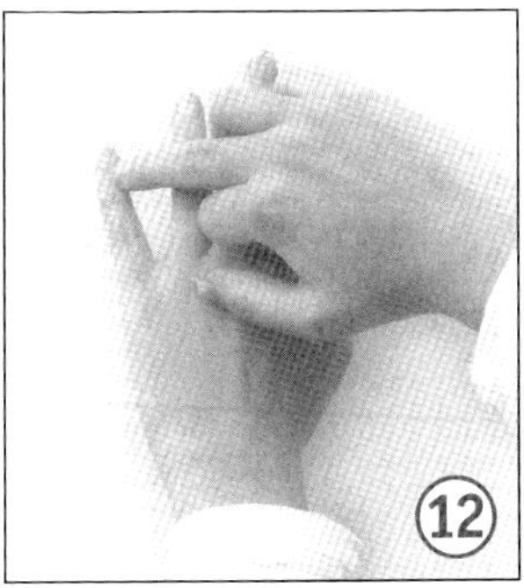

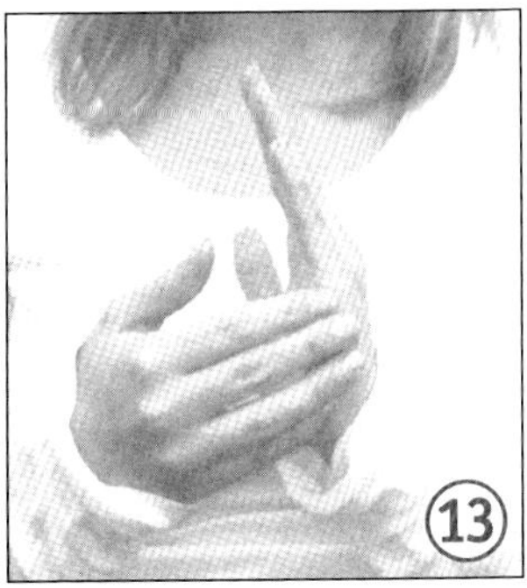

An dieser Stelle sollen noch drei Punkte erwähnt werden, auf die ich später noch zu sprechen komme. Das sind

W **wunder Punkt** auf der Brust, wo Sie sich eine Brosche oder einen Orden hinheften würden, befindet sich eine kleine Vertiefung, die etwas empfindlicher ist, als die Umgebung

Der wunde Punkt ist kein Akupunkturpunkt sondern ein lymphatischer Punkt, der über die Lymphe mit dem limbischen System und so mit unseren Emotionen in Verbindung steht.

G **Gamut-Punkt** auf dem Handrücken, zwischen den Sehnen des Ring- und kleinen Fingers, etwa zwei Finger breit von den Knöcheln entfernt

Der Gamut-Punkt wird während einer speziellen Folge von Übungen aus der Neurolinguistischen Programmierung (NLP), der sogenannten Gamut-Sequenz, geklopft.

S **Scheitelpunkt** auf der höchsten Stelle des Kopfes

Dieser Klopfpunkt wird von manchen EFT-Trainern alternativ für den Punkt »auf den Rippen« geklopft. Ich verwende ihn weiter unten bei den *Choices*.

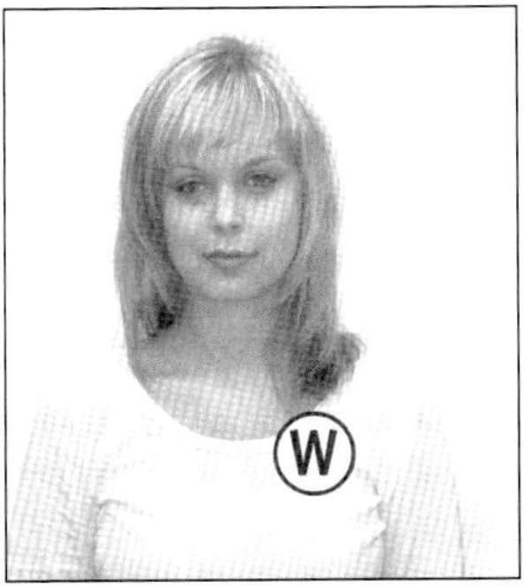
W

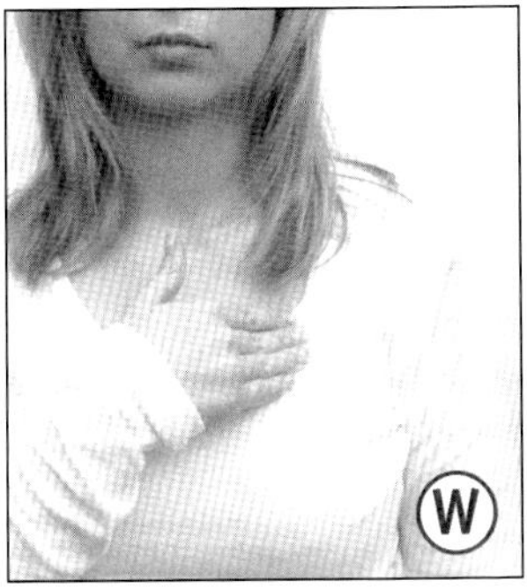
W

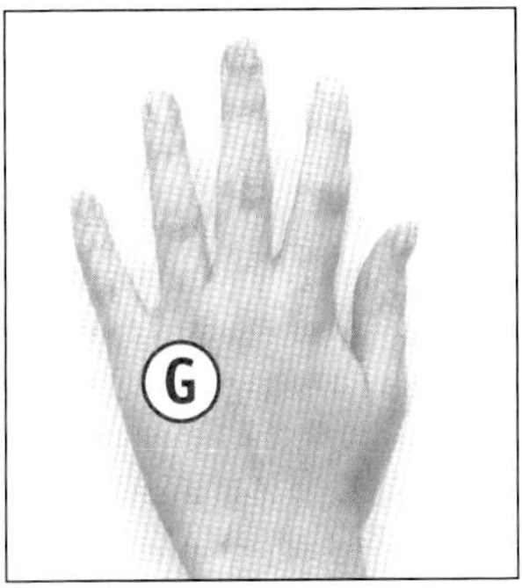
G

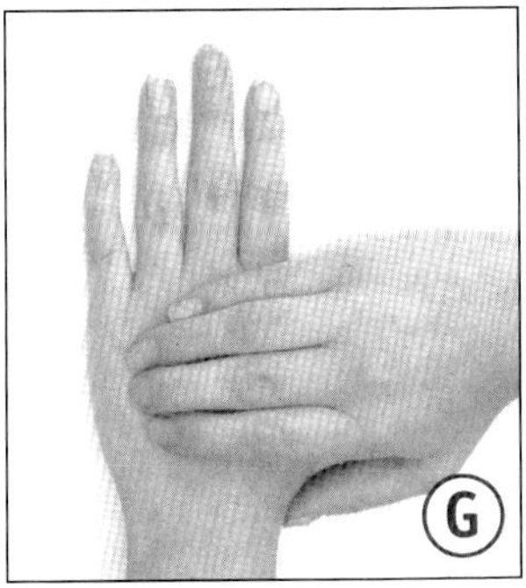
G

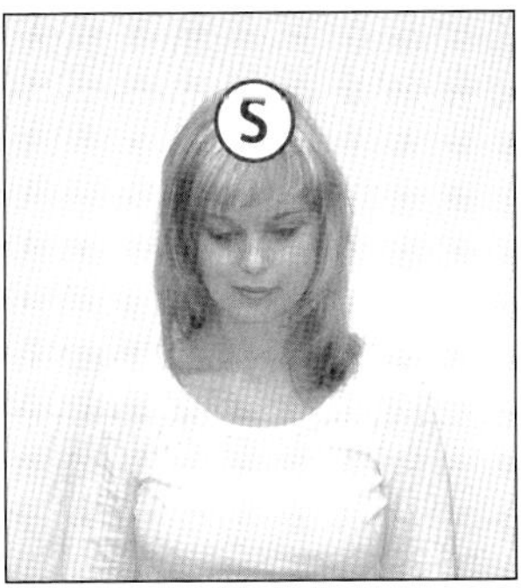
S

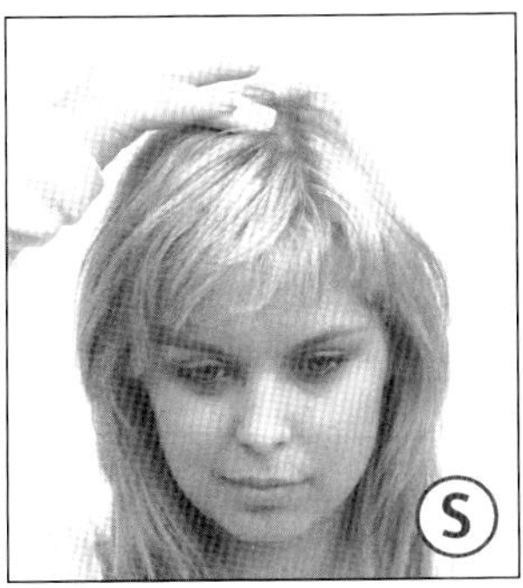
S

Vor dem Klopfen

Wenn Sie die Klopffolge beherrschen, können Sie sich daran machen, mit EFT konkret ein Problem zu behandeln. Grundsätzlich gibt es zwei Arbeitsweisen: Sie werden akut mit etwas konfrontiert, das Sie belastet, oder Sie haben ein Problem, das Sie längerfristig behandeln.

In beiden Fällen müssen Sie vor dem Klopfen ein sogenanntes **Setup** erstellen. Damit ist gemeint, eine **Problembeschreibung** zu formulieren, daraus wird ein sogenannter **Einstimmungssatz** entwickelt und daraus wiederum ein **Erinnerungssatz.** Das Setup hat zwei Funktionen

- das emotionale Einstellen, sozusagen die Kontaktaufnahme mit dem Problem
- des Beseitigen einer eventuell bestehenden spezifischen psychoenergetischen Umkehrung

Wie Sie im Einzelnen vorgehen müssen, beschreibe ich Ihnen jetzt im Detail.

Bei einem akuten Problem beschäftigt Sie irgendein Gedanke oder eine Emotion. Ihr Chef hat Sie ungerecht behandelt und Sie sind wütend. Ihr Mann hat Ihren Hochzeitstag vergessen. Sie müssen morgen vor Ihrem

Arbeitsteam einen Bericht präsentieren und haben Angst davor. Sie haben gerade mit Ihrem Auto einen Begrenzungspfosten abrasiert und Ihr Herz rast. Sie wollen abnehmen und werden von Heißhunger gepeinigt. Die Unfallnarbe an Ihrem linken Knie schmerzt mal wieder. Sie wollen sich das Rauchen abgewöhnen und der Schmacht lässt Ihnen keine Ruhe. Und so weiter.

Spüren Sie in sich hinein, was (wirklich) in Ihnen vorgeht, und formulieren das in einem prägnanten Satz, als **Problembeschreibung.** Beschönigen Sie nichts, lehnen Sie das negative Gefühl nicht ab und formulieren Sie

- Ihre Gefühle so genau wie möglich.
- in Ihrer gewohnten Sprache und Ausdrucksweise, wie Ihnen »der Schnabel gewachsen« ist.
- in Ich-Form und in der Gegenwart.

Das kann dann etwa so klingen:

- Ich bin stinksauer auf meinen Chef, weil er mir wieder den schwarzen Peter zugeschoben hat.
- Ich könnte ihn umbringen, dass er schon wieder unseren Hochzeitstag vergessen hat.
- Wenn ich an die Präsentation morgen denke, wird mir schwarz vor Augen.
- Wenn ich an die Szene denke, die es zuhause wegen der Beule gibt, könnte ich heulen.

- Ich könnte mir eine ganze Tafel Vollmilchnuss reinstopfen.
- Meine scheiß Narbe am linken Knie zieht höllisch.
- Der Schmacht auf eine Fluppe macht mich krank.

Bei einer spontanen Anwendung von EFT in einer akuten Situation ist die Problembeschreibung gewöhnlich durch das auslösende Ereignis gegeben. Wenn Sie ein dauerhaftes Problem mit EFT bearbeiten wollen, ist es zunächst notwendig, sich den Hintergrund genau zu vergegenwärtigen. Nehmen Sie sich genug Zeit, um zu ergründen, was das Problem mit Ihnen macht, welche Empfindungen es begleiten, welche Erinnerungen es auslöst und was Sie damit verbinden. Es braucht Ruhe und etwas Zeit, sich damit auseinander zu setzen, weil es wichtig ist, dass Sie ehrlich zu sich selbst sind und das ist nicht immer so einfach. Höre ich Protest?

Hinter jedem Problem steckt ganz am Ende immer ein und dasselbe: Angst, Schuld oder Scham, oftmals auch die Unmöglichkeit, etwas vergeben zu können. Und wenn wir ganz ehrlich sind, gibt es für viele nichts Schlimmeres, als sich selbst einzugestehen, dass sie Angst haben. Viele, besonders Männer, verdrängen oder übergehen ihre Gefühle. Denn würden Sie den Gefühlen auf den Grund gehen, müssten sie irgendwann die Enttäuschung und Angst anschauen, die dahinter steht.

Stellen Sie fest, ob jetzt der richtige Zeitpunkt ist, das Problem anzugehen, das Sie sich ausgesucht haben. Oder gibt es tiefer sitzende Emotionen, die zuerst bereinigt werden müssen? Wenn Sie beispielsweise zum Nichtraucher werden wollen, sollten Sie nicht unbedingt damit beginnen, Ihre Sucht und Ihre Lust auf Zigaretten zu klopfen, wenn Sie befürchten, durch den Entzug grantig und übellaunig zu werden. Sie sollten dann eben zuerst mit genau dieser Befürchtung beginnen.

Gehen Sie also in sich und lauschen so tief wie möglich in sich hinein. Ein größeres, dauerhaftes Problem hat meist viele Facetten oder Aspekte. Schreiben Sie alles auf, was Ihnen einfällt, und wenn es sich noch so komisch anfühlt. Fortlassen oder streichen können Sie später immer noch. Sammeln Sie zunächst alles, was kommt, und graben so tief wie möglich. Wenn Sie später an diesen Aspekten arbeiten, kann es gut sein, dass noch weitere, tiefere hervorkommen, die sich jetzt noch nicht in Ihr Bewusstsein wagen. Zum Thema Diabetes könnte dann vorerst auf Ihrem Zettel stehen:

- Hänseleien von Kollegen
- Abhängigkeit von Medikamenten
- teure Diabetikerprodukte
- nicht alles essen und trinken dürfen
- Leidensgeschichten aus der Familie
- Angst vor Spätfolgen
- Ärger über das Übergewicht

- Sorge, die Krankheit zu vererben
- Scham, ein Außenseiter zu sein

Lassen Sie diese Liste ruhig mehrere Tage reifen, schauen sie immer wieder an und ergänzen sie. Je größer Ihre Sammlung ist, um so besser. Wenn Sie das Gefühl haben, dass jetzt erst einmal mehr nicht kommt, schauen Sie sich die Liste an und verbinden als Nächstes alle Punkte auf der Liste mit der Emotion oder dem Gefühl, das zu diesem Punkt passt. Dann formulieren Sie die Problembeschreibung, also vielleicht:

» Ich bin wütend, weil ich immer diese teuren Diabetikerprodukte kaufen muss, wenn ich mir mal was Besonderes gönnen will.

Seien Sie bei der Formulierung so präzise wie möglich. Beschreiben Sie das korrekte Gefühl. Ist es (bezogen auf das Beispiel) wirklich Wut oder ist es Enttäuschung darüber, dass man kranken Menschen zusätzlich noch das Geld aus der Tasche zieht?

Wenn die Problembeschreibungen formuliert sind, bewerten Sie jeden einzelnen Eintrag auf der Liste. Vergegenwärtigen Sie sich die Problembeschreibung und fühlen in sich hinein, indem Sie sich beispielsweise eine Situation vorstellen, in der Sie das Problem bedrängt, also Sie stehen im Supermarkt vor dem Regal mit den teuren Diabetikerprodukten und ärgern sich. Wenn Sie ein akutes Problem klopfen, sind die Gefühle ohnehin da, aber bei diesem Vorgehen müssen Sie zunächst den Zustand in Ihrem System herstellen, als ob Sie gerade dort wären. Und dann bewerten Sie die Stärke der Emotion auf einer Skala von Null bis Zehn, wobei Null bedeutet: Lässt mich kalt; und Zehn: Ich drehe durch, schlimmer geht's nicht.

0	1	2	3	4	5	6	7	8	9	10

Schreiben Sie diesen **Intensitätswert** auf einen Zettel. Nein, es genügt nicht, sich den Wert einfach so zu merken. Es ist ganz wichtig, dass Sie den Wert auf einem Zettel notieren.

Nun suchen Sie den Eintrag auf Ihrer Liste heraus, der den höchsten Emotionswert hat. Gibt es mehrere mit dem gleichen Wert, wählen Sie intuitiv einen, mit dem Sie anfangen wollen. Das kann etwas weniger Bedeutendes sein, weil Sie vorsichtig anfangen wollen. Oder Sie fangen mit dem Gravierendsten an, eins nach dem anderen. Oder Sie wählen den ältesten oder den jüngsten Punkt. Oder Sie nehmen irgendeinen, der Sie jetzt besonders anspricht. Vertrauen Sie auf die Intelligenz Ihres Körpers.

Wie Sie schon erfahren haben, wird vor der Anwendung von EFT eine möglicherweise vorhandene psychoenergetische Umkehrung neutralisiert. Dazu formulieren Sie jetzt noch den sogenannten **Einstimmungssatz.** Er hat das Format:

» Auch wenn *[Problembeschreibung]*, liebe und akzeptiere ich mich voll und ganz / wie ich bin / von ganzem Herzen.

Dies ist die Formulierung erster Wahl. Durch die Formulierung »liebe und akzeptiere ich mich« erkennen Sie das Problem zunächst an, wie es ist. Dadurch wird einer PU sozusagen die Grundlage entzogen. Manchen, die mit EFT beginnen, geht sie aber schwer von den Lippen. Das ist ein Zeichen dafür, dass sie sich eben nicht voll und ganz lieben und akzeptieren. Man sollte das aufmerksam registrieren und später einmal thematisieren, denn auch daraus kann man eine Problembeschreibung machen: »Ich liebe und akzeptiere mich nicht.«

Wenn es Ihnen nicht leicht fällt, diese Formulierung zu sprechen, sagen Sie: »..., bin ich trotzdem in Ordnung«; »..., ist das trotzdem in Ordnung«; oder: »..., macht das nichts.«

Ihr Einstimmungssatz könnte also lauten:

» Auch wenn ich auf meinen Chef stinksauer bin, weil er mir wieder den schwarzen Peter zugeschoben hat, liebe und akzeptiere ich mich von ganzem Herzen.

» Auch wenn ich ihn umbringen könnte, weil er schon wieder unseren Hochzeitstag vergessen hat, liebe und akzeptiere ich mich von ganzem Herzen.

» Auch wenn mir schwarz vor Augen wird, wenn ich an die Präsentation morgen denke, liebe und akzeptiere ich mich von ganzem Herzen.

» Auch wenn ich heulen könnte, wenn ich an die Szene denke, die es zuhause wegen der Beule im Auto geben wird, liebe und akzeptiere ich mich von ganzem Herzen.

» Auch wenn ich eine ganze Tafel Vollmilchnuss in mich hineinstopfen könnte, liebe und akzeptiere ich mich von ganzem Herzen.

» Auch wenn meine scheiß Narbe am linken Knie wieder höllisch zieht, liebe und akzeptiere ich mich von ganzem Herzen.

» Auch wenn mich der Schmacht auf eine Fluppe krank macht, liebe und akzeptiere ich mich von ganzem Herzen.

Für das Klopfen wird noch der sogenannte **Erinnerungssatz** benötigt, das ist die Kurzform des Einstimmungssatzes, wobei die Kernaussage möglichst kurz, aber treffend formuliert wird. Etwa so:

» Meine Stinkwut auf den Chef.

» Meine Enttäuschung wegen unserem Hochzeitstag.

» Meine Angst vor der Präsentation morgen.

- Meine Verzweiflung über den Krach, den es wegen der Beule geben wird.
- Meine Wut auf mich selbst wegen dem Heißhunger auf Schokolade.
- Die Schmerzen am linken Knie.
- Mein Schmacht auf eine Fluppe.

Die Klopfrunde

Bevor die Klopfrunde beginnt, wird eine emotionale Verbindung zum Problem hergestellt und gleichzeitig eine möglicherweise vorhandene psychoenergetische Umkehrung neutralisiert. Legen Sie die vier Finger Ihrer führenden Hand zusammen und klopfen mit den Fingerkuppen den Handkantenpunkt (13) der anderen Hand oder reiben Sie den wunden Punkt (W) mit den Fingerspitzen oder dem Handballen großflächig. Dazu sprechen Sie den Einstimmungssatz drei Mal. Es ist optimal, wenn Sie laut und aus vollem Herzen sprechen. EFT wirkt aber auch – vielleicht nicht ganz so schnell – wenn Sie den Satz runterleiern oder nur denken.

Nach der PU-Behandlung beginnen Sie mit der Klopfrunde. In einer Klopfrunde werden zwei Klopfsequenzen durchlaufen. Insgesamt besteht die Runde aus vier Schritten. Wenn die durchlaufen sind, können weitere Runden notwendig sein. Die vier Schritte sind:

1 Klopfsequenz mit dreizehn Punkten
2 Neun-Gamuts
3 Klopfsequenz mit dreizehn Punkten
4 Bewertung

1 Erste Klopfsequenz

Die dreizehn Punkte werden in der beschriebenen beziehungsweise gewählten Reihenfolge geklopft. Klopfen Sie mit mehreren Fingern, vorzugsweise mit Mittel- und Ringfinger. So ist die Chance größer, den jeweiligen Punkt zu treffen. Machen Sie sich aber keine großen Gedanken darum, ob Sie auch hundertprozentig die richtige Stelle klopfen. Die Punkte selbst sind sehr klein und es genügt völlig, wenn die Umgebung des Punktes stimuliert wird. Es soll so fest geklopft werden, dass man es spürt und auch hört, aber nicht so heftig, dass es schmerzhaft ist.

Klopfen Sie jeden Punkt und sprechen dabei jeweils laut den Erinnerungssatz. Klopfen Sie so oft, wie Sie es für richtig halten, aber mindestens so lange, bis der Erinnerungssatz komplett ausgesprochen ist. Klopfen Sie so fest und so schnell oder langsam, wie es für Sie angenehm ist.

Gehen Sie so einen Punkt nach dem anderen durch, beginnend bei der Augenbraue (1) bis zum Handkantenpunkt (13). Wie bereits erwähnt, ist es nicht so schlimm, wenn Sie mal einen Punkt überspringen. Beim nächsten Durchgang nehmen Sie ihn einfach wieder mit dazu. Sie können auch zurückgehen und den übersprungenen Punkt klopfen. Machen Sie sich nicht allzu viele Gedanken um die Klopfabfolge, es ist kein Beinbruch, wenn sie nicht hundertprozentig eingehalten wird. Viel wichtiger ist es, locker zu bleiben und die Aufmerksamkeit auf dem Erinnerungssatz zu haben. Wenn Sie lachen müssen, dann lache Sie. Wenn Sie heulen müssen, dann heulen Sie. Wenn Ihr Bauch grummelt, dann lassen Sie ihn eben grummeln.

Sobald Sie etwas sicherer geworden sind, stellen Sie vielleicht fest, dass sich manche Punkte beim Klopfen ›besser‹ anfühlen oder dass Sie dort länger verweilen wollen. Tun Sie es! EFT wirkt nicht durch das genaue Befolgen der Vorschriften. Vertauen Sie auf Ihr Körpergefühl. Trauen Sie den Gefühlen und Intuitionen, die sich beim Klopfen einstellen, dann können Sie nichts verkehrt machen, ganz im Gegenteil.

2 Neun-Gamut-Folge

Nach dieser Klopfsequenz wird eine kurze Erfrischung für die grauen Zellen eingeschoben. Sie besteht aus neun kleinen Einzelübungen, die unterschiedliche Gehirnregionen ansprechen. Sie sorgen dafür, dass alle Gehirnbereiche bei der Bearbeitung des Problems mit einbezogen werden und so effektiv an der Lösung mitarbeiten.

Die Neun-Gamut-Folge wird im folgenden Abschnitt detailliert erklärt.

3 Zweite Klopfsequenz

Es folgt eine zweite Sequenz der dreizehn Punkte, die ganz genauso durchgeführt wird, wie die erste.

4 Bewertung

Nach der zweiten Sequenz entspannen Sie sich, atmen zwei, drei Mal tief durch und bewerten dann das Problem erneut. Fühlen Sie sich wieder in die Problembeschreibung ein und bewerten die Emotionen, die Sie dazu wahrnehmen auf der bekannten Intensitätsskala von Null bis Zehn wie oben erläutert. Schreiben Sie auch diesen Wert auf den Zettel, unter den vorstehenden Wert.

Ist Ihr Intensitätswert noch größer als Null, durchlaufen Sie eine weitere Klopfrunde mit Klopfsequenz, Neun-Gamut-Folge, Klopfsequenz und Bewertung.

Wenn Sie erst einmal den sicheren Umgang mit EFT erlernt haben, werden Sie feststellen, dass es sich einfach richtig anfühlt, nicht nur zwei Sequenzen zu klopfen, sondern mehrere, vielleicht vier, fünf oder gar noch mehr, bevor Sie den Intensitätswert neu ermitteln. Oft reicht es sogar, nur eine einzige Sequenz zu klopfen. Sie werden spüren, was für Sie im jeweiligen Moment richtig ist. Und das ist viel wichtiger, als das sture Einhalten von formalen Vorgaben.

Ist Ihr Intensitätswert Zwei oder Eins, passen Sie sowohl den Einstimmungs- als auch den Erinnerungssatz entsprechend an.

Einstimmungssätze:

- Auch wenn ich noch einen Rest von Wut auf den Chef habe, liebe und akzeptiere ich mich so, wie ich bin.
- Trotz des Rests meiner Enttäuschung liebe und akzeptiere ich mich so, wie ich bin.
- Auch wenn ich noch ein bisschen Angst habe vor dieser Präsentation morgen, liebe und akzeptiere ich mich so wie ich bin.
- Trotz der noch verbliebenen Verzweiflung liebe und akzeptiere ich mich so, wie ich bin.
- Obwohl ich immer noch ein bisschen Wut auf meinen Heißhunger habe, liebe und akzeptiere ich mich voll und ganz.
- Trotz des Restschmerzes am linken Knie liebe und akzeptiere ich mich so, wie ich bin.
- Auch wenn ich immer, noch ein wenig Schmacht auf eine Fluppe habe, liebe und akzeptiere ich mich so, wie ich bin.

Die Erinnerungssätze dazu:

- Meine Restwut auf den Chef.
- Der Rest meiner Enttäuschung.
- Das bisschen Angst vor der Präsentation morgen.

- Meine noch verbliebene Verzweiflung.
- Das bisschen Wut auf meinen Heißhunger.
- Der Restschmerz am linken Knie.
- Mein kleiner Schmacht auf eine Fluppe.

Mit diesem angepassten Erinnerungssatz klopfen Sie weitere Runden, bis der Intensitätswert auf Null ist. Es ist wichtig, ausdauernd und hartnäckig so lange zu klopfen, bis die Intensität wirklich auf Null ist. Geben Sie sich nicht mit einem Wert von Eins oder Einhalb zufrieden. Probleme kommen meist wieder, wenn der Wert für das Problem (oder alle Aspekte) nicht komplett auf Null gebracht worden ist.

Wenn Sie an einem dauerhaften Problem arbeiten, das zahlreiche Aspekte hat, können Sie mit dem nächsten Aspekt von Ihrer Liste weitermachen, wenn der Intensitätswert des gerade behandelten Aspekts auf Null reduziert ist.

Es kommt auch vor, dass während der Klopfrunde Gedanken oder Emotionen aufsteigen. Wenn sich beim Klopfen auf diese Weise neue Aspekte des Problems oder eines anderen Problems zeigen, schreiben Sie sie am Ende der Runde gleich auf einen Zettel, um sie nicht wieder zu vergessen, machen aber mit dem aktuellen Problem beziehungsweise Aspekt weiter.

Wenn der Belastungswert stagniert oder sogar größer wird, haben Sie vermutlich durch das Klopfen eine tiefer liegende Emotion freigelegt, die hinter dem

Problem steht, ohne dass es unbedingt in Ihr Bewusstsein gerückt ist. Schauen Sie dazu weiter unten im Abschnitt »Problembehandlung« nach.

Neun-Gamut-Folge

Während Sie diese neun kleinen Übungen durchführen, bleiben Sie gedanklich bei dem Problem, das Sie gerade beklopfen. Mit den vier zusammengelegten Fingern Ihrer führenden Hand klopfen Sie die ganze Zeit über den Gamut-Punkt (G).

1. Richten Sie Ihren Blick in die Ferne.
2. Schließen Sie die Augen.
3. Öffnen Sie die Augen und blicken, ohne den Kopf zu bewegen, so weit wie möglich nach links unten.
4. Blicken Sie, ohne den Kopf zu bewegen, so weit wie möglich nach rechts unten.
5. Ziehen Sie, ohne den Kopf zu bewegen, mit den Pupillen einen möglichst großen Kreis im Uhrzeigersinn.
6. Ziehen Sie, ohne den Kopf zu bewegen, mit den Pupillen einen möglichst großen Kreis gegen den Uhrzeigersinn.
7. Summen Sie ein paar Takte irgendeines Liedes.
8. Zählen Sie laut rückwärts von Zehn bis Fünf.
9. Summen Sie noch ein paar Takte eines Liedes.

EFT im Überblick

1 **Welches Problem** soll jetzt konkret bearbeitet werden?

2 **Setup**
- *Problemaussage* formulieren
- *Bewertung* (Intensitätsskala)
- *Einstimmungssatz* formulieren
- *Erinnerungssatz* formulieren

3 gedanklich Kontakt mit dem Problem aufnehmen und **PU-Behandlung**

4 **erste Klopfsequenz**

5 **Neun-Gamut-Folge**

6 **zweite Klopfsequenz**

7 **Bewertung**
- *wenn Intensität Drei oder größer:* weiter bei 6
- *wenn Intensität Eins oder Zwei:* Erinnerungssatz anpassen und weiter bei 6
- *wenn Intensität Null:* weiter bei 1

Schlüssakkord

Ja, das war's auch schon. EFT ist wirklich eine sehr einfache Selbsthilfemethode. Was hier in geschriebener Form vielleicht beim ersten Durchlesen noch etwas sperrig wirkt, reduziert sich in der Praxis auf wenige Elemente. Sie müssen sich nur die Klopfsequenz und die Neun-Gamut-Folge einprägen und lernen, eine Problemaussage zu formulieren, daraus einen Einstimmungssatz zu machen und den auf einen Erinnerungssatz zu verkürzen.

Mir selbst fiel es anfangs schwer zu glauben, dass man mit dieser einfachen Abfolge alle möglichen psychischen und physischen Probleme bearbeiten kann, ohne auf die jeweiligen besonderen Umstände eingehen zu müssen. Mittlerweile weiß ich aber nicht nur aus eigener Erfahrung, dass das tatsächlich funktioniert, ich erlebe es täglich bei meinen Klienten.

Der Knackpunkt der Arbeit mit EFT ist das Herausarbeiten der Sätze und die dafür notwendige Ehrlichkeit, über die ich oben schon geschrieben habe. Da ist es manches Mal hilfreich, einen EFT-Trainer als Gegenüber zu haben, der mit Gespür und Erfahrung dazu anleitet, sich in den Keller des eigenen Unbewussten hineinzutasten.

Was wir nicht ansehen wollen, verstecken wir gern hinter nebulösen Formulierungen oder allgemeinen Aussagen. Deshalb ist es hilfreich, die Problembeschreibung ganz präzise zu formulieren. Sie mögen sich mit der Aussage begnügen: »Ich habe Kopfschmerzen.« Aber Ihr Unterbewusstsein begnügt sich damit nicht. Wenn das Klopfen erfolgreich sein soll, müssen Sie Ihrem System ganz genau sagen, worum es geht: »Dieser ziehende Schmerz in meiner Stirn über dem linken Auge.«

Kein Problem, werden Sie jetzt sagen. Stimmt, eine exakte Sachbeschreibung ist nur eine Frage der Konzentration. Doch wie sieht es damit aus: »Ich werde oft von anderen abgelehnt.« Wenn Sie hier genauer werden sollen, dann geht es schnell ›ans Eingemachte‹ und tut in der Seele weh.

Gary Craig nennt solche Formulierungen »emotionale Wälder«, weil sie aus vielen Aspekten bestehen, hinter denen sich viele einzelne Ereignisse oder Sachverhalte verbergen. Die müssen aber alle nach und nach ausgegraben werden, wenn der finstere Wald einer hellen Lichtung weichen soll. Sie werden scheitern, wenn Sie versuchen, den ganzen Wald mit einem einzigen Axthieb zu fällen. Nehmen Sie sich einen Baum nach dem anderen vor, dann kommen Sie voran und werden schließlich Licht sehen.

Auch mit globalen Formulierungen kann man Fortschritte erzielen, doch sie werden klein sein, vielleicht kaum wahrnehmbar. Und wenn es nicht vorangeht, schwindet bald die Motivation. Am Ende wird es dann auf die Methode geschoben: »Wusste ich doch, dass das mit EFT nichts bringt.«

Auch wenn Sie jetzt dieses Buch lesen und vielleicht voller Erwartung und ganz begeistert sind, seien Sie ehrlich zu sich selbst: Haben Sie Vorbehalte? Glauben Sie im Stillen, dass diese ganze Klopferei doch nur Quatsch ist? Oder denken Sie, dass EFT bestimmt eine gute Sache ist, aber bei Ihnen nicht funktionieren wird? Oder nicht funktionieren *darf?* Solche Glaubensmuster sind Ausdruck psychoenergetischer Umkehrungen und müssen behandelt werden, weil Sie die Wirkung von EFT begrenzen oder sogar verhindern können. Im Abschnitt »Ängste und Glaubensmuster« wird das ausführlich behandelt.

Formulieren Sie die Problembeschreibung und schreiben sie auf Papier, damit Sie sie sichtbar vor Augen haben. Das hilft. Lesen Sie den Satz so distanziert, als kämen Sie von einem anderen Stern: »Ich werde oft von anderen abgelehnt.«

Wer sind diese »anderen«, von denen Sie oft abgelehnt werden? Und was heißt »oft«? Ist es ein »anderer«, der Sie immer wieder ablehnt, oder sind es viel »andere«, von denen Sie jeder nur einmal abgelehnt hat? Und heißt »oft« täglich oder immer mal wieder? Was spielt sich ab, wenn jemand »abgelehnt« wird. Wie geht das vor sich? Und wie erleben *Sie* es. Sehen Sie, wie viele Fragen so ein hingeworfener Satz aufwirft, wenn man ihm fremd gegenübersteht? Sie ›wissen‹ ganz genau, was Sie mit dem Satz meinen. Ja, wissen Sie es ganz genau? Oder ist da nur so ein verschwommenes Gefühl in Ihnen?

Wenn Sie diese Fragen an sich heranlassen, werden Sie an bestimmte Situationen, Umstände und Personen denken. Emotionen werden aufsteigen und es ergeben sich viele detaillierte Problemaussagen, vielleicht solche:

- Wenn ich abgelehnt werde, fühle ich mich ganz elend.
- In der dritten Klasse hat mich mein Lehrer vor allen bloßgestellt.
- Als meine Mutter nicht zur Abschlussfeier kam, fühlte ich mich im Stich gelassen.
- Als meine erste Freundin gesagt hat, sie habe genug von mir, habe ich mich ganz minderwertig gefühlt.
- Jeden Morgen schaut mich mein Chef so herablassend an.
- Wenn ich neue Leute kennen lerne, fühle ich mich als Außenseiter.

Alle diese Problemaussagen passen unter den Satz: »Ich werde oft von anderen abgelehnt.« Erkennen Sie den Unterschied? Wenn Sie konkrete Einzelereignisse herausarbeiten, können viel schneller deutlich sichtbare Erfolge erzielt werden. Mit jeder einzelnen Problemaussage dünnt der Wald aus. Ein Durchkommen wird von Mal zu Mal leichter. Die Motivation zum Weitermachen steigt. Und das ist wichtig, denn nur wenn Sie hartnäckig dabei bleiben, werden Sie auf Dauer auch bei komplexeren Problemen wie Diabetes Erfolg haben.

Eine Prognose ist nicht möglich. Es kann sein, dass Sie einen schnellen Erfolg haben, besonders bei einfacheren Problemen. Es kann aber auch Tage und Wochen regelmäßigen Klopfens dauern, bis sich ein Silberstreif am Horizont zeigt. Umfassende Problemstellungen haben immer viele Aspekte, oft sehr viele. Und es ist eine gewöhnliche Erfahrung, dass beim Klopfen erster Aspekte immer neue hinzukommen. Manchmal ist es wie mit Pilzen bei feuchtwarmem Wetter. Die Aspekte poppen nur so hervor. Wenn Sie an einem Problem arbeiten, werden Sie mit jedem Aspekt, den Sie auflösen, vermutlich auch auf darunter liegende, tiefer sitzende stoßen. Und früher oder später werden Sie auch mit Grundüberzeugungen konfrontiert, die Ihr Leben global prägen. Ich meine damit unausgesprochene Überzeugungen wie: »Ich bin nichts wert«; »Ich habe das nicht verdient«; »Ich bin immer der Dumme«; »Das geschieht mir nur recht«; »Ich darf nicht gesund sein, wenn meine Mutter krank ist.« Solche Grundüberzeugungen sind immer mit starken psychoenergetischen Umkehrungen verbunden und sind gewöhnlich recht hartnäckig. Entsprechend hartnäckig müssen Sie sein, wenn Sie sich endlich von ihnen befreien wollen, um das Leben zu leben, für das Sie auf dieser Welt sind.

Und nun?

Am besten legen Sie hier ein Lesezeichen ins Buch und hören erst einmal auf zu lesen. Ich weiß, der Drang ist groß, ein Buch zuende zu lesen, doch es ist sinnvoller, wenn Sie sich zunächst die EFT-Methode wirklich aneignen. Im Folgenden erzähle ich Ihnen, wie ich bei meinem Diabetes vorgegangen bin. Dabei habe ich die Grundmethode von EFT erweitert und ergänzt. Es wird Sie nur verwirren, das alles auf einmal zu verdauen.

EFT ist seit vielen Jahren sehr erfolgreich und viele Therapeuten weltweit arbeiten damit. Ein Therapeut lernt im Laufe seiner Tätigkeit gewöhnlich viele Methoden und Verfahren kennen und bringt sie in seine Arbeit ein. Da ist es ganz natürlich, dass mit der Zeit zum Grundablauf von EFT viele Modifikationen und Ergänzungen hinzugekommen sind. Inzwischen gibt es einen ganzen Werkzeugkoffer, auf dem EFT steht. Es gibt sogar ähnliche oder weitgehend identische Methoden, denen der Therapeut nur eine andere Bezeichnung gegeben hat, um sich hervorzuheben.

Um in diesem Meer von Informationen und Anregungen zunächst einen Fels in der Brandung zu besteigen, empfehle ich Ihnen dringend, die zuvor beschriebene Grundanwendung einzustudieren, erste Erfahrungen damit zu machen und dann erst weiterzulesen oder nach zusätzlichen Informationen zu graben.

Gehen Sie langsam und einfach an die Sache heran. Üben Sie zunächst die Klopfsequenz mit den dreizehn Punkten ein. Wenn Ihnen die erst einmal in Fleisch und Blut übergegangen ist, kommen Sie später nicht ins Schleudern, wenn Ihnen irgendwo eine andere Sequenz begegnet.

Nehmen Sie sich als nächstes kleine, alltägliche Problemchen vor. Wenn Sie sich dabei ertappen, dass Sie wütend, enttäuscht, frustriert, matt, aggressiv, aufgeregt, traurig, hasserfüllt, zornig, beleidigt, gekränkt oder was auch immer sind, erinnern Sie sich: Das muss nicht sein.

Sie haben gerade festgestellt, dass Ihr Herr Sohnemann wieder mal abgerauscht ist, ohne sein Zimmer aufzuräumen? Sie schäumen vor Wut? Wie wütend sind Sie? Ist es eine Zehn, eine Neun, eine Acht? Weil Sie nichts zum Schreiben zur Hand haben, legen Sie neun Büroklammern (oder etwas anderes) auf den Tisch. Dann klopfen Sie den Handkantenpunkt (13): »Auch wenn ich jetzt total wütend bin, dass Kevin sein Zimmer wieder nicht aufgeräumt hat, liebe und akzeptiere ich mich von ganzem Herzen.« Anschließend klopfen

Sie eine Runde (Sequenz, Gamuts, Sequenz) mit: »Meine Wut auf Kevin.«

Wie intensiv ist die Empfindung jetzt? Eine Fünf? Nehmen Sie vier Büroklammern weg, so dass noch fünf vor Ihnen liegen, und klopfen eine weitere Runde. Wenn Sie alle Büroklammern weggeklopft haben, kann Kevin getrost nach Hause kommen. Sie werden ruhig und gefasst sein und ihm Ihre Liebe zeigen können, auch wenn Sie ihm klar machen, dass es so nicht geht. Vielleicht kommen Sie aber auch auf die Idee, dass es schließlich sein Zimmer ist und dass der Zustand seines Zimmers letztlich nur Spiegelbild seines seelischen Zustands ist, der durch »Zucht und Ordnung« nicht einfach besser wird.

Wenn Sie bei solchen kleinen alltäglichen Herausforderungen mit EFT gute Erfahrungen gemacht haben, ist eine stabile Grundlage gewachsen, auf der Sie dickere Brocken in Angriff nehmen können. Also gehen Sie jetzt zur Seite 66 zurück und studieren die Klopfpunkte ein.

Diabetes, mein Leben

Bevor ich berichte, wie ich an den Diabetes mit EFT herangegangen bin, will ich Ihnen kurz schildern, wie die Krankheit mein ganzes bisheriges Leben begleitet hat. Diese Hintergrundinformationen sollen zeigen, wie sich aus den gemachten Erfahrungen gezielte Anwendungen ableiten können.

Meine Mutter war bereits an Diabetes erkrankt, als sie mit mir schwanger war. Weil auch meine Oma und meine Tante »Zucker« hatten, war die Krankheit in unserer Familie ständig präsent. Ich kannte es gar nicht anders, dass auch bei Tisch darüber gesprochen wurde, und niemand machte sich Gedanken darüber, wie ein Kind solche Gespräche aufnimmt.

Als ich alt genug war, mir eigene Gedanken zu machen, war ich zunächst verwundert. Wie alle Kinder liebte ich Süßigkeiten und konnte gar nicht verstehen, wie etwas so Leckeres wie Zucker krank machen sollte. Man sagte ja damals noch Zuckerkrankheit.

Als meine Mutter von Tabletten zu Spritzen wechseln musste, erlebte ich auch das hautnah mit. Anfangs war ich fasziniert von ihrem Mut, sich zwei Mal täglich selbst zu stechen. Meiner größeren Schwester und mir versicherte sie immer wieder, es tue nicht weh. Aber so richtig glauben konnten wir das nicht. Es wurde für uns zur Gewohnheit, dem Spritzen zuzusehen, aber an die blau angelaufene Haut an Oberarmen und Oberschenkeln erinnere ich mich noch heute. Blaue Flecken kannte ich ja und wusste doch, dass es immer sehr weh tut, wenn es hinterher einen blauen Fleck gibt.

Vermutlich um mir die Angst zu nehmen, durfte ich helfen, die Spritzen zu desinfizieren. Einwegspritzen gab es damals noch nicht. Spritze und Kanülen wurden ausgekocht und anschließend mit Spiritus gespült. So wurde das Spritzen für mich zu einem alltäglichen Ritual.

Als ich sechs Jahre alt war, starb meine Oma. Sie ist nur 66 Jahre alt geworden und natürlich waren sich alle einig, dass »der Zucker« schuld daran war. Ich fand das unheimlich. Und ich hatte Angst, meine Mutter zu verlieren. Aber darüber habe ich mit niemandem gesprochen.

Als ich im Teenager-Alter war, erkrankte dann auch noch meine Tante. Inzwischen wusste ich schon, dass es sich um eine Krankheit handelt, die vererbt wird, und dass sie unheilbar ist. Wenn die Krankheit ausbricht, muss man ständig Medikamente nehmen und kann nur hoffen, dass es möglichst lange gut geht, dachte ich.

Was das bedeutet, musste ich an meiner Tante miterleben. Anders als meiner Mutter fiel es ihr schwer, sich an die Diät zu halten. Bei Familienfeiern gönnte sich meine Mutter auch mal ein Stück Torte oder ein Gläschen Wein, aber meine Tante aß und trank ohne Einschränkung. »Ich will das Leben jetzt genießen«, sagte sie. »Pfeif auf den Zucker.« Als sie im Alter von gerade mal 60 Jahren starb, traf es mich ins Mark meiner Lebensfreude.

Dann wurde bei meiner Schwester ebenfalls Diabetes diagnostiziert und mir wurde klar, dass die Chance groß war, dass ich auch erkranken würde. Ich wusste zwar inzwischen, dass es nur eine erbliche Disposition gibt, die nicht zwangsläufig zum Ausbruch der Krankheit führt, aber ein beklommenes Gefühl hatte ich schon. Ich versuchte mich damit zu beruhigen, dass bislang immer nur die Frauen unserer Familie erkrankt waren. Doch die Angst vor der unheilbaren Krankheit schwebte über mir.

Dann musste meine Mutter mal wieder ins Krankenhaus, aber nicht, wie gewöhnlich, um neu eingestellt zu werden. Dieses Mal war der Grund, dass sie eine Hand nicht mehr richtig bewegen konnte, was irgendwie mit dem Diabetes zusammenhing. Meine Schwester und ich sorgten sich nicht nur um unsere Mutter, wir machten uns natürlich auch Gedanken darüber, was das für uns bedeutete. Schließlich hatte meine Mutter immer sehr diszipliniert die Diät gehalten und sich mit Medikamenten versorgt.

Doch es kam noch schlimmer. Bei einer zweiten Operation musste ein Auge entfernt werden. Auch die Sehkraft des verbliebenen Auges nahm ständig ab, bis es schließlich erblindete. Dann hatte meine Mutter eine Verletzung am kleinen Zeh, die nicht heilen wollte.

Der Zeh musste schließlich amputiert werden. Ein langer Krankenhausaufenthalt war nötig, weil die Operationswunde nur ganz langsam heilte. Der Zustand meiner Mutter verschlechterte sich ständig, bis es plötzlich sehr ernst wurde und sie verstarb. Diese Zeit hat mich sehr mitgenommen.

Der Gedanke, selbst an Diabetes zu erkranken, begleitete mich ständig, aber ich habe mich immer irgendwie damit beruhigt, dass in unserer Familie ja nur die Frauen betroffen wären. Zehn Jahre ging das auch gut, bis ich im Januar 2008 wieder zur Vorsorgeuntersuchung ging und nun auch bei mir Diabetes diagnostiziert wurde.

Unbewusst hatte ich ja doch irgendwie immer damit gerechnet, dass es irgendwann auch bei mir einmal so weit sein würde, aber der Schock war doch groß, nun die Gewissheit zu haben: unheilbar krank. Ich sah zwar, dass meine Schwester ein relativ unbeschwertes Leben führen konnte und bislang sind bei ihr auch keine Diabetes bedingten Folgen aufgetreten. Doch die Bilder vom Leiden meiner Mutter mit den vielen Operationen saßen tief in mir.

Ich betrachte es als himmlisches Geschenk, dass ich zufällig auf EFT gestoßen bin und auf Anhieb so gute Erfolge damit erzielt habe. Ja, es ist ein Wunder, dass meine Blutwerte heute normal sind, ohne dass ich mein Übergewicht los wäre, ohne Sport und ohne Diät. Damit wäre es auch möglich, nur nicht so lustig.

Als Wunder wird immer nur bezeichnet, was die Menschen nicht verstehen oder nicht kennen. Doch verstehen Sie, wie Ihr Fernseher funktioniert? Trotzdem ist er für Sie bestimmt kein Wunder, denn Sie haben sich an ihn gewöhnt. Wer aber so etwas noch nie gesehen hat, für den ist ein Fernsehgerät ein Wunder. Deshalb kommt den meisten Menschen derzeit auch noch wie ein Wunder vor, was mit EFT erreicht werden kann. Je öfter wir von den Erfolgen mit dieser Methode hören, desto mehr werden wir alle uns daran gewöhnen. Dann wird es auch für niemanden mehr ein Wunder sein, dass ich mit EFT meinen Diabetes überwunden habe und seit vielen Monaten trotz Übergewicht, mangelhafter Bewegung und ohne Diät zu leben deswegen nicht einmal mehr klopfen muss.

So hab' ich's geschafft

Eingans habe ich ja schon erzählt, wie ich über EFT gestolpert bin. Der schnelle Erfolg mit dem Ausschlag am Bein war natürlich eine starke Motivation. Vermutlich hätte ich ohne den nie versucht, EFT auch auf den Diabetes anzuwenden. Und es war sicher auch dieser Erfolg, der mir die Durchhaltekraft gegeben hat, denn ganz so schnell ging es mit dem Diabetes nicht. Deshalb empfehle ich Ihnen auch dringend, EFT zunächst im Alltag bei kleinen Ärgernissen anzuwenden. So erlangen Sie Sicherheit im Umgang und wissen, dass es tatsächlich funktioniert. Einen ganzen Wald zu roden dauert nun mal länger, als ein einzelnes kleines Bäumchen aus dem Weg zu räumen.

Wenn Sie an ein umfangreicheres Problem heran gehen, also beispielsweise Ihren Diabetes, ist es eine große Hilfe, sich einen festen Rhythmus dafür zu schaffen. Je nach Zeitbudget und Enthusiasmus können Sie täglich zwei Mal klopfen oder nur an bestimmten Wochentagen oder am Wochenende. Setzen Sie sich auch eine Dauer dafür, beispielsweise zehn Minuten oder eine halbe Stunde. Feste Zeiten für das Klopfen machen es leichter dabeizubleiben, auch wenn es mal nicht so recht voranzugehen scheint. Der Mensch ist nun mal ein Gewohnheitstier. Und wenn ich jeden Abend zwanzig Minuten klopfe, dann tue ich das eben auch, wenn ich mal nicht so gut gelaunt bin oder keine Lust habe. Wenn Sie keinen solchen Rhythmus haben oder die Klopfzeiten immer wieder nicht einhalten, kommt es schnell dazu, dass Sie immer seltener klopfen und schließlich ganz aufhören. Na, und das kennen Sie dann ja schon: »Ich wusste von Anfang an, dass dieses skurrile Klopfen bei mir nicht wirken wird.«

Weil ich weiter keine Anleitung hatte, habe ich anfangs einfach so drauflos geklopft. Mein erster Einstimmungssatz war:

» Auch wenn ich diesen doofen Diabetes habe, liebe und akzeptiere ich mich voll und ganz.

Erinnerungssatz:

» Dieser doofe Diabetes.

Meist war ich dann auch nach drei oder vier Klopfrunden auf Null. Doch am nächsten Tag war alles wieder beim Alten und ich fühlte auf der Intensitätsskala mindestens eine Acht, oft sogar Zehn.

Das ging ein paar Tage so, dann habe ich die Geduld verloren. An so einem Punkt ist die Chance groß auszusteigen. »Bei mir funktioniert EFT sowieso nicht.« Sie erinnern sich, dass ich schon auf solche sabotierenden Überzeugungen aufmerksam gemacht habe?

Ich war zum Glück durch meinen Erfolg bei dem Ausschlag sehr motiviert und habe nach weiteren Informationen gesucht. So bin ich dann auf das Stichwort Aspekte gestoßen. Es hat mir gleich eingeleuchtet, dass eine globale Formulierung nur vage Wirkungen zeitigen kann. Und Aspekte hatte mein Diabetes mehr als genug. Deshalb fand ich den Trick mit der »Magic Box« auch sehr verlockend.

Die Magic Box

Wenn Sie an ein dauerhaftes Problem herangehen, um es mit EFT zu lösen, ist der erste Schritt, sich das Problem aufmerksam und distanziert anzusehen und in allen Facetten und Schattierungen zu durchleuchten.

Nehmen Sie einen großen Zettel und schreiben *ungeprüft* alles darauf, was Ihnen einfällt, auch wenn es zunächst scheinbar nichts mit dem Problem zu tun hat. Lassen Sie die Gedanken fließen und springen, kommen Sie von »Hölzchen auf's Stöckchen« und schreiben alles auf. Es genügt an dieser Stelle, wenn Sie Stichwörter notieren, so dass Sie sich erinnern, was damit gemeint ist. Nach und nach werden Erinnerungen in Ihnen aufsteigen, wobei Sie vermutlich auch immer weiter in die Vergangenheit gelangen, bis in Ihre Kindheit, soweit Sie sich erinnern. Spüren Sie bei jeder Situation, jedem Ereignis, jeder Person immer auch nach den Gefühlen, die Sie dabei hatten, was es mit und in Ihnen gemacht hat und wie Sie darauf reagiert haben.

Wenn Sie keine Lust mehr haben, hören Sie auf. Zwingen Sie sich nicht, unbedingt den Zettel voll zu schreiben oder vielleicht sogar viele Zettel. Die Unlust ist ein deutliches Signal Ihres Unbewussten, dass

Sie an verborgene Bereiche stoßen. Haben Sie nicht den Ehrgeiz, im ersten Anlauf alles aufzudecken. Aber verwahren Sie diese und spätere Aufzeichnungen gut, damit Sie zu gegebener Zeit damit weiterarbeiten können. Es könnte sogar sinnvoll sein, statt loser Zettel eine Kladde zu nehmen, ein EFT-Tagebuch. Ich habe im Computer Tagebuch geführt, indem ich eine Excel-Arbeitsmappe mit verschiedenen Tabellen angelegt habe.

Wenn die Sammlung zunächst abgeschlossen ist, gehen Sie im nächsten Schritt alle Stichwörter durch und formulieren sie so aus, dass es Problembeschreibungen werden. Schreiben Sie alle Problembeschreibungen untereinander auf einen neuen Zettel. Das ist bis auf weiteres Ihre Arbeitsgrundlage. Wenn Sie irgendwann alle Sätze dieser Liste abgearbeitet haben oder wenn Ihnen einfach danach ist, können Sie die Sammlung wieder aufnehmen, wobei Ihnen der alte Zettel helfen wird, um dann aus der neuen Sammlung weitere Problembeschreibungen abzuleiten. Auf diese Weise arbeiten Sie sich immer weiter in das Problem hinein und lösen es auf immer tieferen Ebenen.

Wie schon erläutert, wird jede Problembeschreibung mit EFT behandelt. Weil bei dieser Vorgehensweise aber gewöhnlich sehr viele Aspekte zutage treten, ist die Magic Box ein hilfreiches Instrument. Bei mir war es jedenfalls so und ich habe mit der Magic Box gearbeitet. Wenn Ihnen dieses Verfahren aber aus irgendeinem Grund suspekt ist, dann lassen Sie es und gehen wie beschrieben die Problembeschreibungen einzeln eine nach der anderen durch. Das führt genauso zum Erfolg.

Bei der Magic Box werden Bündel von Problembeschreibungen geschnürt und am Stück beklopft. Bewerten Sie jede einzelne Problembeschreibung in bekannter Weise auf der Intensitätsskala von Null bis Zehn. Notieren Sie den ermittelten Wert hinter der Problembeschreibung. Wenn beim späteren Klopfen neue Aspekte hochkommen, nehmen Sie die in die Liste auf und bewerten natürlich auch deren Intensität.

Schließen Sie nun die Augen und stellen sich Ihre Zaubertruhe vor. Wie sieht sie aus? Ist sie groß oder eher klein? Aus welchem Material ist sie gemacht? Ist sie eher schlicht oder reicht verziert, vielleicht sogar mit Gold und Edelsteinen besetzt? Wie wird sie verschlossen? Hat sie Scharniere und Riegel? Gibt es einen geheimen Mechanismus, einen Schlüssel oder einen Zahlencode? Malen Sie sich Ihre Magic Box so intensiv wie möglich aus.

Wenn Sie ein klares Bild Ihrer Zaubertruhe vor Ihrem geistigen Auge haben, dann öffnen Sie die Truhe und legen jeden der aufgelisteten Aspekte einzeln in die Truhe und schließen sie wieder. Sie dürfen dazu ruhig die Augen öffnen, um Ihre Liste zu lesen. Ihr Unterbewusstsein wird sich für diesen Moment auch mit geöffneten Augen an Ihre Truhe erinnern.

Bewerten Sie die Truhe als Ganze auf der Intensitätsskala und notieren den Wert.

Bleiben Sie mit Ihrer Aufmerksamkeit bei Ihrer Truhe und klopfen den Handkantenpunkt (13) mit dem Einstimmungssatz:

» Ich liebe und akzeptiere mich, so wie ich bin, voll und ganz.

Oder wählen Sie einen ähnlichen Satz, der Ihnen liegt. Anschließend klopfen Sie eine Runde wie beschrieben, überprüfen den Intensitätswert für die Truhe und klopfen gegebenenfalls weitere Runden, bis der Wert auf Null ist. Bei den Klopfrunden sprechen Sie keinen Erinnerungssatz, sondern bleiben mit Ihrer Aufmerksamkeit gedanklich bei Ihrer Truhe.

Wenn der Intensitätswert der Truhe auf Null ist, öffnen Sie die Truhe in Ihrer Vorstellung und holen alle Aspekte einzeln wieder heraus. Sie dürfen dazu natürlich wieder Ihre Liste zu Rate ziehen.

Bewerten Sie jeden einzelnen Aspekte erneut und notieren die neuen Intensitätswerte. Dann legen Sie alle Aspekte, die noch nicht auf Null sind, in die Truhe zurück, bewerten und klopfen die Magic Box erneut als Ganze. So verfahren Sie, bis alle Aspekte auf Null sind, also nichts mehr in der Zaubertruhe liegt.

Ein krönender Abschluss für die Magic Box ist, wenn Sie zum Schluss noch eine positive Aussage formulieren, wie es weiter unten unter »Choices« beschrieben wird und damit klopfen. Diese positive Aussage oder Affirmation sollte sich nicht auf einen einzelnen Aspekt, sondern auf das Hauptproblem beziehen. Wenn Sie beispielsweise Aspekte einer Spinnenangst in der Magic Box hatten, kann die Zielaussage lauten: »Ich entscheide mich dafür, dass ich mich wohl und ruhig fühle, auch wenn Spinnen in meiner Nähe sind.«

Wenn Sie diese positive Aussage klopfen, bleiben Sie mit Ihrer Aufmerksamkeit bei Ihrer geschlossenen Truhe. Öffnen Sie anschließend die Truhe und lassen sich überraschen. Schauen Sie, ob in der Magic Box etwas Positives angekommen ist, ob Sie eine persönliche Stärke (Ressource) erkennen. Vielleicht finden Sie in Ihrer Zaubertruhe auch ein schönes Bild, ein Symbol, eine Farbe oder eine leuchtende Energiekugel. Nehmen Sie dieses Geschenk dankbar als Kraftquelle an und nehmen es bewusst und intensiv in sich auf.

Zusammenfassung Magic Box

1 Aspekte notieren.
2 Jeden einzelnen Aspekt bewerten.
3 Alle Aspekte in die Magic Box legen.
4 Die Truhe als Ganze bewerten.
5 Einstimmungssatz: »Ich liebe und akzeptiere mich so, wie ich bin.«
6 Mit der Aufmerksamkeit bei der Box so viele Runden klopfen, bis die Intensität der Truhe auf Null ist.

7. Alle Aspekte aus der Truhe nehmen und jeden für sich bewerten.
8. Aspekte, die noch nicht auf Null sind, wieder in die Truhe packen und weitere Runden klopfen, bis alle Aspekte auf Null sind.
9. Affirmation oder Zielaussage formulieren und in die Box geben.
10. Machen Sie zwei, drei Klopfrunden mit der Aufmerksamkeit auf der Box.
11. Die Truhe öffnen und nachsehen, ob sich eine Ressource gebildet hat.
12. Bedanken Sie sich für das Geschenk und nehmen es in sich auf, wo es benötigt wird.

Meine Magic Box erschien mir als braune Medizinflasche, wie sie früher in Apotheken verwendet wurden und heute noch oft zur Dekoration stehen. In diese magische Flasche habe ich folgende Aspekte getan:

- Disposition
- Ärger, nicht essen und trinken zu können, was ich will
- Angst vor Spätfolgen
- Angst vorm Erblinden
- Angst, es vererbt zu haben
- Nüchternzucker geht nicht unter 100
- RBP4-Wert zu hoch
- Insulin-Insuffizienz*
- schlechtes Insulin-Signalling*

Neueste Forschungen zeigen, dass ein Zusammenhang zwischen dem Protein RBP4 und Diabetes besteht. So weit ich weiß, ist aber noch nicht geklärt, ob sich die Konzentration dieses Stoffes tatsächlich auf die Glukosekonzentration auswirkt oder ob sie nur ein Indikator ist. Mir ist es dabei aber ganz gleich, was die Forschung letzten Endes ergibt. Falls ein niedriger RBP4-Wert einen positiven Effekt hat, ist es gut, wenn ich ihn beim Klopfen berücksichtige. Ist der RBP4-Wert bedeutungslos, schadet es nicht, einen niedrigen Wert zu haben.

In meine magische Flasche habe ich auch Aspekte getan, die ich noch mit den weiter unten folgenden EFT-Methoden bearbeitet habe. Doppelt genäht hält besser. Ich habe die Magic Box ja auch nicht immer benutzt.

Der Erfolg mit meiner magischen Flasche war der gleiche wie mit dem Klopfen einzelner Aspekte. Wenn ich geklopft habe, waren schließlich alle Aspekte auf Null, und am nächsten Tag waren die Werte wieder so, als hätte ich nie geklopft. Ich wollte schon resigniert aufgeben, doch zum Glück habe ich noch einmal nach-

Bei Insulin-Insuffizienz reagieren die Zellen nicht ausreichend auf das vorhandene Insulin. Als Insulin-Signalling wird das Signalsystem bezeichnet, mit dem Zucker und Insulin die Bauchspeicheldrüse und die Zellwände anregen oder dämpfen. RBP4 steht für Retinolbindendes Protein. »Fenretinid, ein Wirkstoff ursprünglich für die Krebstherapie geschaffen, führte in Tierversuchen mit Mäusen dazu, dass das überschüssige Enzym RBP4 über den Urin ausgeschieden wurde. Die behandelten Tiere verloren anschließend ihre Insulinresistenz.« (aus: www.wikipedia.de)

gelesen und da merkte ich, dass ich etwas Wesentliches übersehen hatte. Darauf komme ich im nächsten Abschnitt zu sprechen, denn jetzt will ich noch nachtragen, was ich mit der Magic Box beziehungsweise meiner Magic Bottle noch so alles angestellt habe.

Nach ein paar Tagen kam mir nämlich die Idee, auch alle Aspekte in die Flasche zu tun, die mir gar nicht bewusst waren. Ich bat mein Unterbewusstsein, ein Päckchen mit allen mir nicht bewussten Aspekten zu schnüren und dieses Päckchen ebenfalls in meine magische Flasche zu legen. Schließlich habe ich noch »alle bekannten und unbekannten emotionalen Wurzeln« in die Flasche gegeben. Ich bin davon überzeugt, dass diese beiden Zugaben den Fortschritt erheblich unterstützt haben. Deshalb empfehle ich Ihnen, diese beiden Sonderaspekte auch von Anfang an in Ihre Box zu legen. Und wenn Sie nicht mit der Box arbeiten wollen, können Sie sie auch wie gewöhnliche Aspekte klopfen, zum Beispiel immer zu Beginn oder am Ende einer Klopfsitzung.

Wenn ich meine magische Flasche und alle Aspekte in ihr auf Null geklopft hatte, habe ich die Affirmation in die Flasche gestopft: »Ich kann Essen und Trinken was ich will, mein Zuckerhaushalt ist immer voll und ganz in Ordnung.« Damit habe zwei bis vier Runden bei voller Aufmerksamkeit auf meine Flasche geklopft.

Wenn ich danach in die Flasche geschaut habe, lag meist eine blau leuchtende Pille darin, die ich (in Gedanken) geschluckt habe. Ihre Wirkung breitete sich wohltuend in meinem gesamten Körper bis in die Haarspitzen aus. Dieses Durchleuchten habe ich gedanklich mit der Affirmation verbunden, indem ich sie drei Mal gesprochen habe.

Ich habe festgestellt, dass dabei gern neue Aspekte ins Bewusstsein traten. Wenn das geschieht, ist es sehr wirkungsvoll, sie sogleich zu bewerten, in die Box zu tun und auf die beschriebene Weise auf Null zu bringen.

Ich habe übrigens noch eine zweite Magic Box für mein Übergewicht im Einsatz. Das ist ein lederner Sack mit einer silbernen Kette als Verschluss. Übergewicht hängt ja eng mit dem Diabetes zusammen. In diesen magischen Sack habe ich gepackt:

- Übergewicht allgemein
- Ärger, nicht essen und trinken zu können, was ich will
- Angst vor Spätfolgen
- Bewegungsfaulheit
- Stoffwechsel nicht optimal
- alle unbewussten Aspekte
- alle bekannten und unbekannten emotionalen Wurzeln

Wenn Sack und Inhalt auf Null sind, klopfe ich die Affirmation: »Ich wiege 75 kg, fühle mich sauwohl und kann mich frei bewegen.« Leider zeigt sich hier bei mir nur selten ein Geschenk, und wenn, ist es jedes Mal etwas anderes.

Ängste und Glaubensmuster

Wie schon erwähnt, ging es bei mir anfangs überhaupt nicht voran. Motiviert und hartnäckig, wie ich war, habe ich dann aber zum Glück noch einmal genauer nachgelesen und da wurde mir die Problematik und Bedeutung der psychoenergetischen Umkehrung erst richtig bewusst.

Gary Craig sagt: »Try it on everything.« Diese Aufforderung habe ich ernst genommen und deshalb den Mut gehabt, den Diabetes damit aufs Korn zu nehmen. Psychoenergetische Umkehrungen bewirken, dass sich der Energiefluss in Teilen des Energiesystems umkehrt, wodurch verhindert wird, dass die Energie dort ankommt, wo sie eigentlich hin soll.

Wenn wir ein Problem oder einen Aspekt klopfen, dann berücksichtigen wir routinemäßig, dass damit vielleicht auch eine spezifische PU verbunden ist, und neutralisieren sie vorsichtshalber, bevor die eigentliche Klopfroutine beginnt. Es kann aber sein, dass tief in unserem Unbewussten andere, umfassendere PUs

14.20

01379 - 1001 - 02

EVERS

lerschaft

oor

hlenwelt - Saga

sitzen, die sogenannten globalen PUs. Diese ›verbieten‹, dass wir mit dem Klopfen bestimmter Aspekte erfolgreich sind.

Stellen Sie sich ein Kleinkind vor, dass sehr intelligent und wissbegierig ist. Es ist an allem interessiert, was so herumsteht, und die Mutter nimmt ihm alles weg – damit es nicht kaputt geht oder sich das Kind verletzt – und sagt dabei immer wieder: »Lass das! Dazu bis du noch zu klein.« Das Kind ist enttäuscht, schreit und weint, und der Satz gräbt sich mal um mal tiefer in sein System.

Auf seinem weiteren Weg wird dieses Kind in vielen Situationen eine ganz bestimmte Schlussfolgerung ziehen. Im Kindergarten ist es vielleicht ganz besonders an Buchstaben interessiert und möchte so gern lesen lernen. Die Erzieherin sagt: »Das lernst du in der Schule«, und das Kind ›hört‹: »Dazu bist du noch zu klein.«

So gräbt sich dieser Satz tiefer und tiefer ins kindliche Unbewusste. Und wenn das Kind herangewachsen ist, EFT kennen lernt und damit seine Ängste im beruflichen Alltag bearbeiten will, um endlich auf der Karriereleiter nach oben zu steigen, wo es aufgrund seiner hervorragenden Leistungen ja eigentlich hingehört, wird es womöglich die Erfahrung machen, dass »EFT bei mir eben nicht funktioniert«. Tatsächlich aber liegt verbunden mit dem Glaubensmuster eine globale psychoenergetische Umkehrung vor, die verbietet, dass

Aspekte erfolgreich geklopft werden können, die unter die Aussage gehören: »Ich bin dafür zu klein.«

Das Problem ist, dass diese Grundüberzeugungen in unserem Unbewussten vergraben sind. Jeder hat solche Glaubensmuster, die sein Verhalten beeinflussen, doch kaum jemandem ist das bewusst. Auch wenn jetzt diese Stimme in Ihnen, die zu allem und jedem etwas zu sagen hat, mit tiefster Überzeugung sagt: »Ich doch nicht.« Glaubensmuster sind da, es ist nur nicht so einfach, uns selbst auf die Schliche zu kommen. Über Ehrlichkeit zu sich selbst habe ich ja schon gesprochen. Schauen Sie sich Ihre Geschichte an, so wie ich sie oben bezüglich des Diabetes aufgeschrieben habe. Erinnern Sie sich an Situationen und Menschen, die tiefe Eindrücke bei Ihnen hinterlassen haben. Auch hier muss ich sagen, dass es mit einem erfahrenen EFT-Trainer als Gesprächspartner gewiss leichter ist, Licht in die dunklen Gewölbe der Vergangenheit zu bringen und die spukenden Glaubenssätze ans Tageslicht zu holen.

Als ich mich mit diesem Thema beschäftigt habe, zogen immer wieder die Bilder meiner Oma, meiner Tante und vor allem meiner Mutter vor meinem geistigen Auge auf. Die Spritzen, die Einschränkungen, die Operationen, das Leiden. Es mag paradox klingen, doch ich fühlte eine Schuld. Sie alle hatten gegen den Diabetes gekämpft und verloren. War ich es ihnen nicht schuldig, auch zu leiden, mit ihnen zu leiden?

Sie sehen an diesem Beispiel schon, wie versteckt und verzwickt solche tiefen Glaubensmuster in uns stecken und wie schwierig es deshalb sein kann, sie zu entdecken. Und der globalen PU ist auch nicht ganz so leicht beizukommen, wie der spezifischen. Gelingt es aber nicht, die globale PU auszuschalten, sind alle weiteren Klopfversuche sinnlos, weil sie jeden Erfolg verhindern wird.

Anfangs habe ich täglich vor der eigentlichen Klopfarbeit an den Aspekten meines Diabetes eine PU-Behandlung durchgeführt. Dabei war mein erster Einstimmungssatz:

» Auch wenn es ungerecht ist, wenn es mir besser ergeht als meiner Oma, meiner Mama und der ganzen Familie, liebe und akzeptiere ich mich voll und ganz.
Erinnerungssatz: »Mir kann's doch nicht besser gehen, als meiner Oma, meiner Mama und der ganzen Familie.«

Wenn Sie aus einer Diabetiker-Familie kommen, sollten Sie auch einen entsprechenden Satz klopfen. Um weiteren psychoenergetischen Umkehrungen auf die Schliche zu kommen, betrachten Sie alles, was Ihnen Angst macht. Verfolgen Sie die Angst zurück in Ihre Kindheit. Die meisten tiefen Glaubensmuster haben wir in unserer Kindheit angelegt. Suchen Sie nach Situationen, in denen Sie diese Angst erlebt haben, und fragen sich, was das Kind in Ihnen dabei erlebt, gefühlt und gedacht hat und vor allem, was andere dazu gesagt haben. Be- und Verurteilungen, offene oder verdeckte Schuldzuweisungen oder unerfüllbare Erwartungen, Forderungen, Anforderungen graben sich tief in die kindliche Seele mit Überzeugungen wie: Ich darf nicht... Ich kann nicht... Ich bin nicht...

Ähnlich ist es mit dem Gefühl von Schuld. Wo immer Sie sich schuldig fühlen, obwohl Sie objektiv und konkret nichts oder nichts Gravierendes getan haben, lohnt es, tiefer zu blicken, Sie werden immer irgendein Glaubensmuster entdecken. Ähnlich ist es mit dem Gefühl, verpflichtet zu sein. Wenn Sie meinen, etwas tun, darstellen, erhalten zu müssen, wozu Sie aber eigentlich gar keine ›Lust‹ haben, stecken fremde Gedanken und Regeln dahinter, die Sie sich zu eigen gemacht haben. Der häufigste Grund ist (in der Kindheit) die Angst, nicht geliebt zu werden, bestraft zu werden, verstoßen zu werden, wenn man etwas bestimmtes tut oder nicht tut.

Im Folgenden gebe ich Ihnen eine Liste von möglichen Glaubenssätzen in Verbindung mit Diabetes. Gehen Sie diese Liste mit Ruhe und Bedacht durch und achten darauf, ob und wie Sie auf bestimmte Sätze reagieren. Damit ist nicht nur gemeint, dass Sie einen Satz für sich zutreffend finden. Auch wenn in Ihnen so ein: »Ich doch nicht!«, anklingt, sollte Sie das hellhörig machen. Nehmen Sie Glaubenssätze vorsorglich in Ihre Liste auf, Sie wissen ja, lieber einen nicht zutreffenden zu viel, als auch nur einen zutreffenden auslassen.

- Die Ärzte sagen, man kann nichts dagegen machen.
- Diabetes ist unheilbar.
- Ich habe den Diabestes geerbt und muss deshalb krank sein.
- Ich darf nicht gesünder sein als *[Person]*.
- Ich habe es nicht verdient, den Diabetes zu überwinden.

Diese wenigen Beispiele sollen Sie anregen, Ihre eigenen Glaubenssätze zu finden. Lassen Sie sich Zeit dafür. Aus jedem Glaubenssatz machen Sie nach dem bekannten Muster einen Einstimmungssatz:

- Auch wenn die Ärzte sagen, dass man nichts dagegen tun kann, liebe und akzeptiere ich mich voll und ganz.

Und einen Erinnerungssatz:

- Die Ärzte sagen, man kann nichts machen.

Neben Glaubenssätzen, die direkt mit Diabetes in Verbindung stehen, gibt es natürlich noch allgemeine Muster, die sich auf die Persönlichkeitsstruktur insgesamt beziehen. Hier eine Liste weit verbreiteter und aus der EFT-Praxis bekannter Glaubenssätze:

- Ich bin nicht gut genug.
- Ich hasse mich.
- Ich bin nicht wichtig.
- Das schaffe ich sowieso nicht.
- Ich bin ein schlechter Mensch.
- Ich entscheide immer falsch.
- Das Leben ist für mich immer schwer.
- Ich fühle mich hilflos.
- Ich bekomme nie, was ich will.
- Ich bin nichts wert.
- Ich bin schuldig.
- Das kann ich nicht.
- Ich bin wertlos.
- Ich darf keinen Erfolg haben.
- Ich genüge nicht.
- Ich kann mir sowieso nicht helfen.
- Ich kann das sowieso nicht.
- Ich bin nicht perfekt.
- Ich verdiene es nicht, gesund zu leben.
- Ich war schon immer ein Versager.
- Das steht mir nicht zu.
- Dazu habe ich kein Recht.
- Keiner liebt mich.
- Ich mache alles falsch.

Einstimmungssatz zum Beispiel:

- Auch wenn doch keiner auf mich hört, liebe und akzeptiere ich mich so, wie ich bin.

Bewerten Sie den Glaubenssatz auf der Skala von Null bis Zehn, wobei Null nun bedeutet: triff überhaupt nicht zu; und Zehn: triff voll und ganz ins Schwarze.

Dann klopfen Sie mit diesem Einstimmungssatz den Handkantenpunkt (13) und danach mit dem Erinnerungssatz:

» Keiner hört auf mich.

So klopfen Sie in gewohnter Weise, bis der Skalenwert auf Null ist.

Erst nachdem ich angefangen hatte, am Anfang meiner Klopfsitzungen meine psychoenergetische Umkehrung zu berücksichtigen, stellte sich durch das Klopfen meiner Diabetes-Aspekte nachhaltiger Erfolg ein. Der Wert war nicht immer und bei allen Aspekten am folgenden Tag noch auf Null, doch er ging allmählich zurück und ein Aspekt nach dem anderen verabschiedete sich ganz. Es gab aber auch Rückschläge und eine PU kam immer mal wieder zurück.

Bei mir ergab sich zum Glück nur die eine globale PU (s. o.), die sich auf den Diabetes ausgewirkt hat. Falls bei Ihnen mehrere vorliegen sollten, empfehle ich Ihnen, einen Zettel mit den sieben Glaubenssätze höchster Intensität zu machen. Diese bearbeiten Sie dann täglich. Wenn ein Glaubenssatz bei der Bewertung am folgenden Tag noch immer auf Null ist, ersetzen Sie ihn durch den nächsten von Ihrer Liste. Prüfen Sie aber noch weitere drei Tage, ob es bei der Null geblieben ist. Alle erledigten Glaubenssätze prüfen Sie in größeren Abständen immer mal wieder, um sicher zu gehen. Falls mal wieder einer mit einer höheren Bewertung aufwartet, setzten Sie ihn wieder auf die Liste.

Reframing

Das Reframing ist eine Methode der modernen Psychologie. Der Ansatz dabei ist, dem Klienten eine neue Sichtweise auf sein Problem zu ermöglichen (einen neuen Rahmen für sein Problem zu schaffen), damit er es über den neuen Zugang besser bearbeiten kann. Die Methode hat sich bei der Bearbeitung von PUs bewährt. Sie lässt sich gut mit EFT kombinieren und ist auch bei anderen Themen sehr hilfreich.

Ein Vorteil ist auch, das die Klopferei etwas abwechslungsreicher wird, was sich positiv auf die Motivation auswirkt, besonders wenn es mal wieder nur langsam voran geht. Der eigentliche Vorteil liegt aber darin, dass man mit dem Reframing schneller auf tiefere Ebenen des Problems gelangen kann.

Hinter fast allen psychischen und emotionalen Problemen stehen Angst, Scham, Wut und/oder die Notwendigkeit zu vergeben. Was das bedeutet, will ich an meinen eigenen Erfahrungen aufzeigen.

Alle genannten Themen finde ich in Zusammenhang mit Diabetes bei mir. Angst ist dabei noch am ehesten nachvollziehbar. Bei mir war es ganz ausgeprägt die Angst zu erblinden, weil ich das bei meiner Mutter erlebt habe. Auch die Angst vor dem Diabetikerfuß und anderen Gewebsschäden ist begründet.

Doch wie sieht es mit Scham aus? Muss ich mich schämen, dass ich Diabetes habe? Mein Verstand sagt natürlich nein, doch mein Unterbewusstsein scheint das manchmal anders zu sehen. Diabetes und Übergewicht hängen auch zusammen und Dicke schämen sich, weil sie als willensschwach gelten. »Könnte er sich beim Essen zurückhalten, wäre er auch nicht so fett.«

Und was ist jetzt mit der Wut? Zwei Gründe hat mein Unterbewusstsein, wütend zu sein. Auch wenn mein Verstand sagt, dass niemand etwas dafür kann, sieht das mein Unterbewusstsein anders: »Meine Mama hat mir diese blöde Krankheit vererbt. Hätte sie das nicht, ginge es mir heute gut.« Ein anderer Grund zur Wut ist, sich beim Essen und Trinken einschränken zu müssen. Und wenn man doch mal ›sündigt‹, gibt es einen dritten Grund, weil man wieder schwach geworden ist.

In meinem Praxisalltag hat sich herausgestellt, dass Vergeben eine wichtige Rolle spielt. Man kann sich selber vergeben und braucht dann keine Wut mehr auf sich zu haben und man braucht sich auch nicht mehr zu schämen. Man kann anderen vergeben und braucht dann keine Wut mehr auf sie zu haben. Die gewonnene Energie aus dieser sinnlosen, oft ja auch unbegründeten Wut kommt einem selber zu Gute.

Vergeben heißt nicht, alles gut zu heißen und andere von ihrer moralischen Schuld freizusprechen. Es bedeutet vielmehr, es ihnen nicht nachzutragen und sich so selbst von der Angelegenheit zu befreien. Das setzt die gebundenen Energien frei.

Beim Reframing beginne ich normalerweise mit einer normalen Klopfrunde, also beispielsweise mit der Einstimmung:

» Auch wenn ich Angst habe, den Diabetes an meine Kinder vererbt zu haben, liebe und akzeptiere ich mich, so wie ich bin.
Erinnerungssatz: »Ich habe Angst, den Diabetes vererbt zu haben.«

Damit mache ich eine komplette Sequenz, manchmal noch eine Neun-Gamut-Folge und eventuell einen zweiten Durchgang.

Bei den weiteren Sequenzen klopfe ich alle Punkte der Reihe nach weiter, spreche aber nicht mehr den Erinnerungssatz sondern erzähle mir selbst ganz intuitiv, was mir zu dem Problem einfällt. Zum Beispiel:

Augenbraue (1)	Klar, musst du Angst haben, dass du es vererbt hast, du hast ja selbst eine Disposition geerbt.

	Ich akzeptiere hier also ausdrücklich noch einmal diese Möglichkeit.
seitlich Auge (2)	Wäre ja auch schlimm, wenn die Kinder es auch hätten,
unter d. Auge (3)	aber eigentlich ist es ja zunächst mal nur eine Disposition,
unter d. Nase (4)	wer weiß denn, ob sie es wirklich kriegen, und
über d. Kinn (5)	ich kann ja auch gar nichts dafür.
Schlüsselbein (6)	Ich habe mir meine Gene ja nicht ausgesucht.
unter d. Arm (7)	Die Forschung geht ja auch immer weiter und findet immer bessere Medikamente.
auf d. Rippen (8)	Und außerdem gibt es ja EFT, und das kennen sie ja alle.
Daumen (9)	Da brauche ich eigentlich gar keine Angst zu haben,
Zeigefinger (12)	wenn sie es doch kriegen, und
Mittelfinger (10)	vorwerfen muss ich mir auch nichts,
Zeigefinger (11)	ich habe ja gerade gesagt,
kl. Finger (12)	dass ich mir meine Gene nicht ausgesucht habe.
Handkante (13)	Also, was soll das denn mit der Angst, es vererbt zu haben.
Augenbraue (1)	Nein, muss nicht sein,
seitlich Auge (2)	diese Angst.
unter d. Auge (3)	...

Und so geht es weiter, von Klopfpunkt zu Klopfpunkt. Im Beispiel können Sie sehen, dass ich auch mitten in den Sätzen die Klopfpunkte wechsele. Das ist in Ordnung so. Es ist auch gleich, wie lange Sie an einem Punkt verweilen oder wie oft Sie eine Aussage wiederholen, ob Sie sie immer genau gleich formulieren oder mit anderen Worten. Verlassen Sie sich ganz auf Ihre Intuition.

Das Beispiel zeigt, wie das Reframing funktioniert. Der Blickwinkel wird darauf gelenkt, dass die Medikamente immer weiterentwickelt werden oder dass man ja nichts für seine Gene kann. Dadurch verändert sich die Einstellung zur der damit verbundenen Angst, die so leichter überwindbar wird.

Ich klopfe solange weiter, bis ich das Gefühl habe, die Angst könnte auf Null sein. Ich unterbreche dann, ganz gleich, an welcher Stelle ich gerade bin, und prüfe die tatsächliche Intensität der Angst auf der Skala. Ist sie noch nicht bei Null, spreche ich den Einstimmungssatz noch einmal aus und mache dann weitere Sequenzen mit Reframing. Dabei verwende ich oft dieselben Argumenten, meist fallen mir aber auch neue Gesichtspunkte ein, die zuvor noch unberücksichtigt geblieben sind. Das Ganze wird dann solange fortgeführt, bis die Angst schließlich bei Null angekommen ist.

Noch einmal: Verlassen Sie sich ganz auf Ihre Intuition. Mit ein wenig Übung werden Sie es bald angenehmer finden, auf diese Art und Weise an ein Thema heranzugehen, also nur immer wieder den Erinnerungssatz zu wiederholen.

Weitere Methoden

Zuerst habe ich immer an den psychoenergetischen Umkehrungen gearbeitet und dann so lange die Aspekte des Diabetes geklopft, bis die halbe Stunde um war. Oft habe ich die Magic Box verwendet, aber nicht immer. Auch die Methoden, die ich Ihnen noch vorstellen werde, habe ich nicht täglich eingesetzt und auch keine bestimmte Reihenfolge eingehalten. Ich habe vielmehr jeden Tag ganz spontan angefangen, wie es mir so in den Kopf kam.

Ich klopfe übrigens weiterhin jeden Tag, aber Diabetes muss ich nicht mehr klopfen. Immer mal wieder kümmere ich mich um meinen Bluthochdruck, und es gibt auch immer wieder neue kleinere Themen zu bearbeiten. Sie wissen ja: »Try it on everything.«

Solange ich hauptsächlich am Diabetes gearbeitet habe, war mein täglicher Start der Einstimmungssatz:

» Auch wenn ich an Diabetes leide, liebe und akzeptiere ich mich voll und ganz.

Dann habe ich mit dem Erinnerungssatz geklopft:

» Dieser doofe Diabetes.

Das ist zwar eine sehr allgemeine Formulierung, doch ich hatte das Gefühl, den Diabetes als Ganzen beklopfen zu müssen, und so auch zu würdigen. Das klingt jetzt vielleicht ein wenig seltsam in Ihren Ohren, aber ich halte es für einen sehr wichtigen Gedanken. Die meisten Kranken sehen ihren Körper als Feind. Wir *bekämpfen* ja auch die Krankheit. Was halten Sie davon, Ihren Körper als Partner zu sehen?

Ich denke, mein Körper hat nicht ohne Grund den Diabetes hervorgebracht. Auch wenn ich diesen Grund nicht kenne, dient es auf irgendeine Weise dem Ganzen. Vielleicht hätte mein Körper ohne Diabetes etwas weit Schlimmeres hervorbringen müssen, um auf einen Missstand zu reagieren oder mich zu einer Veränderung zu bewegen, die mich in meiner Entwicklung voran bringt.

Choices

Die Bezeichnung sagt schon das Wesentliche. Bei dieser Ergänzung der EFT-Methode von Dr. Patrica Carrington wird ganz bewusst eine Wahl *(choice)* getroffen. Wir entscheiden uns für etwas.

Schauen Sie sich den Unterschied zwischen einer einfachen Aussage und einer absichtsvollen Entscheidung an. Wenn Sie beispielsweise Angst vor einer Prüfung haben, können Sie sich sagen: »Bei der kommenden Prüfung bin ich ruhig und gelassen.« Dann wird aber diese Stimme in Ihnen, die zu allem ihren Senf abgibt, wahrscheinlich antworten: *Ja, red' du nur. Wir wissen doch, wie sowas läuft*. Und nun spüren Sie bitte, wie dieser Satz auf Sie wirkt: »Ich entscheide mich dafür, bei der kommenden Prüfung ruhig und gelassen zu sein.«

Natürlich kann *die Stimme* auch dazu ihren spöttischen Kommentar abgeben, aber die Entscheidung für sich kommt auf jeden Fall in Ihrem Unterbewusstsein an und wird dort als Anweisung akzeptiert. Der Behauptung: Ich werde ruhig und gelassen sein; kann *die Stimme* widersprechen, doch dass ich mich entscheide, ruhig und gelassen zu sein, dem kann nicht widersprochen werden.

Bei Choices wird der hintere Teil des Einstimmungssatzes durch eine Entscheidung ersetzt. Der übliche EFT-Einstimmungssatz lautet:

» Auch wenn ich Angst vor der kommenden Prüfung habe, liebe und akzeptiere ich mich von ganzem Herzen.

Daraus wird bei EFT-Choices der Entscheidungssatz:

» Auch wenn ich Angst vor der kommenden Prüfung habe, entscheide ich mich dafür, ruhig und gelassen zu sein.

Patricia Carrington hat sechs Regeln erarbeitet, wie ein wirksamer Entscheidungssatz formuliert werden sollte. Von Kollegen ist später ein siebter hinzugefügt worden. Formulieren Sie Entscheidungen

1. spezifisch und exakt
2. attraktiv
3. optimal
4. positiv
5. einfach
6. in der Gegenwart
7. nicht für andere

1 Spezifisch und exakt

Formulieren Sie genau das, was Sie erreichen wollen, ohne vage Vergleiche oder Angaben wie besser, mehr, größer und ähnliche. Ihr Unterbewusstsein kann unscharfe Anweisungen nicht richtig umsetzen. Was ist besser? Wieviel ist mehr? Das Ziel: »Ich entscheide mich, dieses Jahr mehr Geld zu verdienen«, ist auch mit einem Cent erreicht. »Ich entscheide mich, in diesem Jahr hunderttausend Euro zu verdienen«, ist eindeutig.

2 Attraktiv

Es sollte Ihnen Spaß machen, Ihren Entscheidungssatz zu sprechen. Er soll angenehm wirken und gute

Assoziationen auslösen. Adjektive wie wunderbar, sicher, glänzend, leicht, unbeschwert, fröhlich, angenehm, einfach, schnell bringen Ihre Entscheidung zum Glänzen. Der Satz: »Ich entscheide mich dafür, mein Gewicht auf 75 Kilo zu bringen«, wird viel attraktiver, wenn Sie sagen: »Ich entscheide mich dafür, mein Gewicht leicht und mühelos auf 75 Kilo zu bringen.«

3 **Optimal**

Keine falsche Bescheidenheit bei Ihrer Entscheidung! Formulieren Sie, was Sie sich wirklich wünschen, und denken auch an das ›Kleingedruckte‹. Sie können sagen: »Ich entscheide mich dafür, eine Anstellung zu finden, die mich befriedigt.« Sie können aber auch sagen: »Ich entscheide mich dafür, in meiner Stadt eine Anstellung bei einem freundlichen Chef und mit netten Kollegen zu finden, die mich befriedigt und überdurchschnittlich bezahlt wird.«

4 **Positiv**

Ihr Unterbewusstsein versteht keine Verneinungen. Wörter wie nicht, nie, keine, niemals, weniger, ohne oder Wortbestandteile wie un- oder -los schwächen Ihre Entscheidung oder machen sie unwirksam. Formulieren Sie nie, was Sie nicht wollen. Von der Formulierung »keine Angst« kommt in Ihrem Unterbewusstsein nur »Angst« an. Mit einer positiven Formulierung geben Sie Ihrem Unterbewusstsein ein konkretes Ziel. Statt:

»Ich entscheide mich, keine Angst mehr vor Spinnen zu haben«, sagen Sie: »Ich entscheide mich, frei von Spinnenangst zu sein«, oder besser noch: »Ich entscheide mich dafür, in der Nähe von Spinnen ruhig und gelassen zu sein und ihren Anblick zu genießen. (Es sind ja wirklich faszinierende Tiere, die ganz Erstaunliches leisten.)

5 Einfach

Es leuchtet natürlich ein, dass kurze und prägnante Sätze wirksamer sind. Will man jedoch alle anderen Regeln auch beachten, ist das leichter gesagt als getan. Besonders die Regeln, attraktiv und treffend zu formulieren, machen die Entscheidungssätze nicht selten etwas unförmig. Wenn ein Entscheidungssatz zu lang wird, kann es eine gute Idee sein, ihn aufzuteilen und die einzelnen Teile nacheinander zu klopfen. Das dauert dann ein paar Minuten länger, ist dafür aber wirkungsvoller. Es kommt dann auch durchaus vor, dass einem beim Klopfen der Teile eine bessere Formulierung einfällt, die alle Teile gut zusammenfasst.

6 In der Gegenwart

Die Regel, in der Gegenwartsform zu formulieren, stammt nicht von Patricia Carrington, ist aber auch wertvoll. Für Ihr Unterbewusstsein gibt es nämlich keine Zeiten. Es denkt immer im Jetzt. Deshalb hat eine Aussage in der Gegenwartsform wesentlich mehr Energie. Spüren Sie selbst:

» Ich entscheide mich dafür, dass ich mich beim Anblick von Spinnen wohl fühlen werde.
» Ich entscheide mich dafür, dass ich mich beim Anblick von Spinnen wohl fühle.

7 Nicht für andere

Diese Regel hat einen besonderen Rang. Wahren Sie die Unabhängigkeit anderer, auch wenn Sie es ›eigentlich‹ gut meinen. Treffen Sie keine Entscheidungen für andere und klopfen auch nicht für andere. Falls Sie meinen, mit EFT könne man doch nicht von ferne auf andere einwirken, dann lesen Sie bitte bei Gary Craig und anderen über das sogenannte Stellvertreter- oder Surrogat-Klopfen. Hier darauf einzugehen, würde den Rahmen dieses Buches bei weitem sprengen.

Spüren Sie bitte nach, wie sich ein solcher Satz anfühlt: »Ich entscheide mich dafür, dass Paul sich in mich verliebt.« Glauben Sie wirklich, dass man erfolgreich sein kann, wenn man andere in ihrer Freiheit beschränkt? Es gibt viele positive und attraktive Entscheidungen, die das gleiche bewirken: »Ich entscheide mich dafür, attraktiv und liebenswert zu sein.« Das wird Paul dann mit großer Wahrscheinlichkeit bemerken und Ihrem Wunsch entsprechend reagieren – hoffentlich (oder zum Glück eben nicht?).

Mit dem Entscheidungssatz wird genau so verfahren, wie beim herkömmlichen EFT mit dem Einstimmungssatz. Zunächst bewerten Sie die Zielaussage, die dem Entscheidungssatz zugrunde liegt. Beachten Sie, dass es eine positive Formulierung ist, also der Wert Zehn anders als bei Problembeschreibungen die beste Bewertung ist: hundertprozentig wahr; und Null die schlechteste: stimmt überhaupt nicht.

Geklopft wird das sogenannte Choices-Trio. Es besteht aus einer herkömmliche EFT-Runde (1), einer Entscheidungsrunde (2) und einer gemischten Runde (3). Sie können dabei vollständige EFT-Runden klopfen, wie ich sie oben beschrieben habe. Ich persönlich habe an dieser Stelle eine verkürzte Sequenz verwendet und zwar die Punkte Augenbraue (1) bis unter dem Arm (7) und abschließend den Punkt auf der höchsten Stelle des Kopfes, den Scheitelpunkt (S). Die anderen Punkte und die Neun-Gamut-Folge werden dabei weggelassen. Wenn der Prozess allerdings stagniert, ist es gut, zwischendurch die Gamuts zu machen.

1 Einstimmungssatz:

» Auch wenn ich unter dieser blöden Höhenangst leide, liebe und akzeptiere ich mich voll und ganz. *Erinnerungssatz:* »Diese blöde Höhenangst.«

2 Entscheidungssatz:

» Auch wenn ich unter dieser blöden Höhenangst leide, beschließe ich, dass ich mich pudelwohl fühle, wenn ich in die Tiefe blicke.

Erinnerungssatz: »Ich beschließe, dass ich mich pudelwohl fühle, wenn ich in die Tiefe blicke.«

3 Entscheidungssatz:

» Auch wenn ich unter dieser blöden Höhenangst leide, beschließe ich, dass ich mich pudelwohl fühle, wenn ich in die Tiefe blicke.

Augenbraue (1)	Diese blöde Höhenangst.
seitlich Auge (2)	Ich beschließe, dass ich mich pudelwohl fühle, wenn ich in die Tiefe blicke.
unter dem Auge (3)	Diese blöde Höhenangst.
unter der Nase (4)	Ich beschließe, dass ich mich pudelwohl fühle, wenn ich in die Tiefe blicke.
über dem Kinn (5)	Diese blöde Höhenangst.
Schlüsselbein (6)	Ich beschließe, dass ich mich pudelwohl fühle, wenn ich in die Tiefe blicke.
unter dem Arm (7)	Diese blöde Höhenangst.
auf dem Kopf (S)	Ich beschließe, dass ich mich pudelwohl fühle, wenn ich in die Tiefe blicke.

Falls Sie eine andere Klopfsequenz verwenden, achten Sie darauf, dass Sie beim letzten Punkt immer die Entscheidung sprechen. Wenn Sie also die normale

Sequenz mit dreizehn Punkten klopfen, müssen Sie bei der Augenbraue (1) mit der Entscheidung anfangen, um beim letzten Punkt, dem Handkantenpunkt (13), wieder bei der Entscheidung zu sein. Sie können aber auch am Schluss die Entscheidung einfach zweimal benutzen, also am kleinen Finger (12) und am Handkantenpunkt (13).

Ich habe die Choices beispielsweise bei Insulin-Insuffizienz, Insulin-Signalling und Bewegungsunlust eingesetzt. Beispiel Insulin-Insuffizienz:

1 Einstimmungssatz:

» Auch wenn ich unter Insulin-Insuffizienz leide, liebe und akzeptiere ich mich voll und ganz.
Erinnerungssatz: »Diese blöde Insulin-Insuffizienz.«

2 Entscheidungssatz:

» Auch wenn ich unter Insulin-Insuffizienz leide, beschließe ich, dass die Glukosetransmitter* zu hundert Prozent auf das Insulin reagieren.
Erinnerungssatz: »Ich beschließe, dass die Glukosetransmitter zu hundert Prozent auf das Insulin reagieren.«

*Glukosetransmitter sind wie Tore in der Zellwand, durch die der Zucker vom Blut in das Innere der Zellen gelangt. Insulin öffnet diese Tore.

3 Entscheidungssatz:

» Auch wenn ich unter Insulin-Insuffizienz leide, beschließe ich, dass die Glukosetransmitter zu hundert Prozent auf das Insulin reagieren und liebe und akzeptiere mich voll und ganz.[1]

Augenbraue (1)	Diese blöde Insulin-Insuffizienz.
seitlich Auge (2)	Ich beschließe, dass die Glukosetransmitter zu hundert Prozent auf das Insulin reagieren.
...	...
Auf dem Kopf (S)	Ich beschließe, dass die Glukosetransmitter zu hundert Prozent auf das Insulin reagieren.

Stoffwechselprotokoll

Ausgangspunkt dieser Methode[2] ist die Messung oder Einschätzung eines Zustands, zum Beispiel des Stoffwechsels oder des Blutdrucks, des Selbstwertgefühls, der Motivation, des Mutes und so weiter.

Die Messung erfolgt gewöhnlich durch einen Muskeltest. Das ist ein Verfahren aus der Kinesiologie,

[1]Das entspricht nicht ganz dem Format von Patrica Carrington, aber so habe ich es gemacht. [2]gefunden in Reiland, Christian: EFT. Klopfakupressur für Körper, Seele und Geist. München (Goldmann) 2006. S. 296 ff

bei dem der Körper durch die Kraft im Muskel Fragen beantwortet. Der Ansatz ist, dass etwas Negatives, Falsches, Schlechtes den Körper beziehungsweise den Muskel schwächt und Positives, Richtiges, Gutes ihn stärkt. Kinesiologen können auf diese Weise zum Beispiel austesten, ob der Körper bestimmte Nahrungsmittel oder Medikamente verträgt, ob ihn bestimmte Kleidungsmaterialien schwächen und so fort. Es gibt verschiedene Verfahren, bei denen jeweils andere Muskel oder Muskelgruppen getestet werden. Um einen professionellen Muskeltest durchführen zu können, braucht es eine fundierte Ausbildung und viel Erfahrung.

Für den Hausgebrauch genügt ein einfacher Selbsttest. Bei den meisten Mensche funktioniert das recht gut. Wer stark kognitiv geprägt ist, gewohnheitsmäßig intellektualisiert und sich zu sehr kontrolliert, kann allerdings Schwierigkeiten haben, die ›Antwort‹ seines Körpers zu ›hören‹.

Wenn es mit dem Testen nicht so recht klappen will, trinken Sie ein großes Glas (warmes) Wasser. Wenn auch das nicht hilft, können Sie die auf Seite 31 beschriebene Überenergiemethode versuchen.

Wenn Ihnen das alles zu umständlich oder einfach suspekt ist, spüren Sie einfach still in sich hinein und schätzen den Wert. Bei diesem ›Raten‹ werden meist Werte gefunden, die dem tatsächlichen Wert erstaunlich nahe kommen.

Bilden Sie mit Zeigefinger und Daumen der einen Hand einen Ring, und machen dasselbe mit der anderen Hand, nur dass Sie dabei durch den ersten Ring greifen. Sie bilden also zwei Ringe, die wie bei einer Kette ineinander hängen, so dass sich die vier Fingerspitzen berühren.

Der Test verläuft so, dass Sie eine Aussage treffen und dabei an der Fingerkette ziehen. Spüren Sie, wie groß der Wiederstand ist, bevor die Kette reißt. Um der intellektuellen Kontrolle entgegenzuwirken, können Sie sich etwas vorstellen, was Ihre Gedanken gewöhnlich zur Ruhe bringt, zum Beispiel der weite Blick über das kräuselnde Meer hin zum dunstigen Horizont. Mit einem solchen Bild vor Ihrem geistigen Auge sprechen Sie die Aussage laut aus und ziehen an Ihren Fingerringen.

Zunächst eichen Sie Ihr System. Treffen Sie beispielsweise die Aussage: »Heute ist *[Wochentag]*.« Die Aussage ist richtig, also sollten die Ringe nur schwerer auf gehen oder vielleicht sogar geschlossen bleiben. Das ist die starke Reaktion. Als nächstes machen Sie eine falsche Aussage, zum Beispiel: »Ich heiße *Gunter Meßter*.« Der Widerstand, den Ihre Fingerringe nun leisten, bis die Fingerkette reißt, ist die schwache Reaktion.

Die Muskeln Ihrer Finger antworten auf die Aussage mit der starken Reaktion für ja oder richtig und der schwachen für nein oder falsch.

Bei Bedarf wiederholen Sie die Eichung mit weiteren richtigen und falschen Aussagen. Anfangs braucht es vielleicht etwas Gewöhnung, aber mit der Zeit werden Sie immer routinierter. Um die Tagesform zu berücksichtigen beginnt ein Test aber grundsätzlich mit einer Eichung, also einer versuchsweisen falschen und einer richtigen Aussage.

Danach können Sie Ihren Körper alles mögliche fragen. Die Fragen müssen natürlich als Aussagen formuliert sein, die nur richtig oder falsch sein können. Zum Beispiel: »Mein Stoffwechsel liegt über fünfzig Prozent.«

Je nachdem, wie Ihr Körper antwortet, tasten Sie sich dann beispielsweise in Zehnerschritten heran. Wenn er also bejaht hat, starke Muskelreaktion, wiederholen Sie den Test mit sechzig, siebzig, achtzig Prozent, bis die Muskeln schwach reagieren und die Fingerkette reißt. Sie können aber auch im Hoch-Tief-Wechsel vorgehen, also nach bejahten über fünfzig unter hundert abfragen, dann über sechzig, unter neunzig, über siebzig und so weiter, bis die Finger nachgeben. Wenn Sie es ganz genau wissen wollen, können Sie sich schließlich in Fünfer- und Einserschritten dem Wert weiter nähern.

Mit dem gefundenen Wert machen Sie eine erste Klopfrunde – eine Bewertung auf der Intensitätsskala ist nicht notwendig –, also beispielsweise mit dem Einstimmungssatz:

» Auch wenn mein Stoffwechsel nur auf 75 Prozent läuft, liebe und akzeptiere ich mich so, wie ich bin.

Dann machen Sie eine Klopfrunde mit dem Erinnerungssatz:

» Mein Stoffwechsel läuft nur auf 75 Prozent.

Danach machen Sie eine zweite Klopfrunde mit diesem Setup:

» Ich lasse alles los, was meinen Stoffwechsel schwächt *[bremst / beeinträchtigt / heruntersetzt]* und liebe und akzeptiere mich so, wie ich bin, voll und ganz.
Erinnerungssatz: »Ich lasse alles los, was meinen Stoffwechsel schwächt *[bremst / beeinträchtigt / heruntersetzt]*.«

Danach folgt die dritte Runde mit diesem Setup:

» Ich heile alles, was meinen Stoffwechsel schwächt *[bremst / beeinträchtigt / heruntersetzt]* und liebe und akzeptiere mich von ganzem Herzen.
Erinnerungssatz: »Ich heile alles, was meinen Stoffwechsel schwächt *[bremst / beeinträchtigt / heruntersetzt]*.«

Wenn Sie wollen, können Sie nun den Test wiederholen und den aktuellen Wert Ihres Stoffwechsels ermitteln, um einen weiteren Durchlauf zu machen. Gehen Sie aber behutsam dabei vor und ›peitschen‹ Ihren Stoffwechsel nicht in die Höhe. Ihr Körper hat gute Gründe dafür, warum der Wert ist, wie er ist, und Veränderungen brauchen ihre Zeit. Statt diesen Prozess mehrmals hintereinander zu durchlaufen, ist es sinnvoller, ihn über eine gewisse Zeit regelmäßig zu machen und sich daran zu erfreuen, wie sich der Wert Schritt für Schritt normalisiert.

Ich habe mit dem Stoffwechselprotokoll die folgenden Themen des Diabetes bearbeitet:

- Stoffwechsel
- Insulin-Empfindlichkeit der Glukosetransmitter
- Leistung der Bauchspeicheldrüse

Am Beispiel der Insulin-Empfindlichkeit der Glukosetransmitter ist der Ablauf so:

- messen oder einschätzen des Wertes (in Prozent)
- erste Runde
  Einstimmungssatz: »Auch wenn die Empfindlichkeit meiner Glukosetransmitter nur bei *[Wert]* Prozent liegt, liebe und akzeptiere ich mich, wie ich bin.«
  Erinnerungssatz: »Die Empfindlichkeit meiner Glukosetransmitter liegt nur bei *[Wert]* Prozent.«
- zweite Runde
  Einstimmungssatz: »Ich lasse alles los, was die Emp-

findlichkeit der Glukosetransmitter beeinträchtigt, und liebe und akzeptiere mich von ganzem Herzen.«
Erinnerungssatz: »Ich lasse alles los, was die Empfindlichkeit der Glukosetransmitter beeinträchtigt.«

- dritte Runde
  Einstimmungssatz: »Ich heile alles, was die Empfindlichkeit der Glukosetransmitter beeinträchtigt, und liebe und akzeptiere mich voll und ganz.«
  Erinnerungssatz: »Ich heile alles, was die Empfindlichkeit der Glukosetransmitter beeinträchtigt.«

Zum Abschluss habe ich kinesiologisch getestet, ob es gut und richtig ist, die Empfindlichkeit auf hundert Prozent, also die uneingeschränkte Leistung zu setzen.

- Damit habe ich dann eine weitere Runde geklopft.
  Einstimmungssatz: »Meine Glukosetransmitter funktionieren vollständig zu hundert Prozent und ich liebe und akzeptiere ich mich und meinen Körper voll und ganz.«
  Erinnerungssatz: »Meine Glukosetransmitter funktionieren vollständig zu hundert Prozent.«

Visualisieren eines Schaltbretts

Visualisieren heißt, sich etwas intensiv bildlich vorzustellen. Wir denken also nicht einfach den abstrakten Begriff Schaltbrett, sondern machen uns vor unserem geistigen Auge ein sehr konkretes Bild davon, wie unser persönliches Schaltbrett (heute) aussehen soll; wenn Sie wollen, schließen Sie dazu die Augen. Die Funktion des Schaltbretts ist, bestimmte Werte einzustellen.

Also wie sieht Ihr Schaltbrett aus? Wie groß ist es und aus welchem Material? Hat es Drehknöpfe oder Schieberegler? Wie ist die Skala gestaltet? Stehen da absolute Werte oder sind es Prozent-Angaben? Welche Farbe hat das Schaltbrett, welche die Regler?

Mein Schaltbrett ist aus braunem Wurzelholz und hat silberne Schieberegler. Unter jedem Regler steht, wozu er dient, und die Skalen sind je nach Zweck mit einfachen Zahlenwerten, Prozentangaben oder mit »MIN« und »MAX« oder »optimal« beschriftet.

An diesem visualisierten Schaltbrett stellen wir je nach Bedarf verschiedene Werte ein. Ich habe es für den Blutzucker nüchtern und zwei Stunden nach dem Essen, für HbA1c und RBP4 verwendet.

Klopfen Sie den Handkantenpunkt (13) oder reiben den Wunden Punkt (W) und sprechen den Einstimmungssatz:

» Ich liebe und akzeptiere mich so, wie ich bin, voll und ganz.

Nun visualisieren Sie Ihr Schaltbrett. Sehen Sie es deutlich vor Ihrem geistigen Auge? Dann stellen Sie jetzt die gewünschten Werte ein. Mit Ihrer Vorstellung bei Ihrem Reglerbrett klopfen Sie ein paar Sequenzen. Dann machen Sie eine kinesiologische Messung oder eine Schätzung der tatsächlichen Werte. Tun Sie dies so, wie Sie es beim Stoffwechselprotokoll gelernt haben. Klopfen Sie so lange weiter, bis Sie mit Ihren tatsachlichen Werten zufrieden sind.

Sie können das Schaltbrett natürlich auch bei anderen Themen einsetzten. Ihr Selbstvertrauen ist zu gering? Arbeiten Sie mit dem Stoffwechselprotokoll daran und anschließend mit dem Schaltbrett. Sie sind oft aufgeregt? Sie können mit dem Schaltbrett natürlich auch niedrigere Werte einstellen. Und Sie können zusammengehörige Themen auf einem Brett zusammenfassen: einen Regler für Mut, einen für Selbstvertrauen, einen für das Aufgeregtsein.

Allerdings sollten Sie Ihr Reglerbrett nicht überladen, sonst überfordern Sie Ihr Unterbewusstsein. Für mich habe ich festgestellt, dass meine Vorstellungskraft bei fünf Reglern an ihre Grenze stößt. Wenn ich mehr Werte einzupegeln habe, mache ich mir eben ein zweites Schaltbrett und arbeite erst mit dem einen und nach einer kleinen Pause mit dem zweiten.

Die Arbeit mit meinem zweiten Schaltbrett sieht so aus; Einstimmungssatz:

» Ich liebe und akzeptiere mich so, wie ich bin, voll und ganz.

Während ich klopfe, visualisiere ich das Schaltbrett, mit dessen Reglern folgende Werte eingestellt sind:

- Blutdruckwerte: 130 zu 80
- Stoffwechsel: 110 Prozent
- Gewicht: 75 kg

Wundern Sie nicht über den Stoffwechsel-Wert. Um zum Beispiel einen erhöhten Blutzuckerspiegel schnell abzusenken, oder wenn Sie abnehmen möchten, können Sie den Stoffwechsel für kurze Zeit höher setzen, als seine übliche optimale Leistung. Machen Sie aber bitte vorher unbedingt eine kinesiologische Messung, ob das für Ihren Körper auch in Ordnung ist. Es kann allerdings passieren, dass Sie dann vor lauter Energie nicht schlafen können. So war es jedenfalls bei mir. Sie dürfen dies auch auf keinen Fall länger als ein paar Tage tun. Achten Sie auf Ihren Körper, er wird Ihnen deutliche Zeichen geben, wenn es zu viel für ihn wird.

Der persönliche Friedensweg

Gary Craig schlägt vor, alle negativen Ereignisse seit der frühen Kindheit mit EFT zu behandeln, und nennt diese Arbeit den persönlichen Friedensweg. Er hat nichts direkt mit Diabetes zu tun, doch ich bin davon überzeugt, dass es sich auch auf diese Krankheit positiv auswirkt, wenn Sie an Ihrem persönlichen Friedensweg arbeiten.

Gehen Sie so weit auf Ihrem Lebensweg zurück, wie es Ihre Erinnerung zulässt. Erstellen Sie eine »Time-Line«, das ist eine chronologische Liste, in der Sie alle Ereignisse notieren, bei deren Erinnerung Sie noch ein wenig oder sogar sehr stark emotional reagieren. Es kann sein, dass die Liste sehr lang wird. Nehmen Sie trotzdem alles auf: wie Ihnen im Kindergarten ein Spielzeug weggenommen wurde, wie in der Schule immer alle auf Ihnen herumgehackt haben, wie Ihre Eltern nicht zur Abschlussfeier gekommen sind. Auch die Angst vor Nachbars großem Hund gehört dazu, Krankenhausaufenthalte, der erste Liebeskummer, Unfälle. Notieren Sie wirklich alles. Sie werden staunen, was nach und nach so alles hochkommt. Und vermutlich werden Sie die Liste später auch noch ergänzen.

Bewerten Sie alle Punkte der Liste auf der Intensitätsskala, wie Sie es heute empfinden, nicht wie belastend sie damals waren. Klopfen Sie das Ereignis mit der höchsten Bewertung als erstes. Gibt es mehrere mit gleicher Bewertung, beginnen Sie am besten mit dem frühesten. Gibt es viele Aspekte eines Ereignisses, dann verwenden Sie dafür die Magic Box.

Wenn Sie die Intensität dieses Ereignisses auf Null geklopft haben, können Sie die anderen Punkte auf der Liste ebenfalls neu bewerten. Seien Sie nicht erstaunt, wenn einige davon ebenfalls auf Null gekommen oder zumindest schwächer geworden sind, ohne dass Sie direkt daran gearbeitet haben.

Sie müssen vermutlich also gar nicht alle Ereignisse klopfen. Nehmen Sie sich trotzdem nicht vor, die ganze Liste in einem Rutsch zu erledigen. Ein, zwei Punkte täglich zu bearbeiten, wirkt nachhaltiger. Überprüfen Sie gelegentlich auch die Intensität bereits bearbeiteter Punkte. Wenn Sie Ihre Liste nach und nach abarbeiten, ist die Chance auch größer, dass Ihnen beim Klopfen noch weitere Ereignisse einfallen, die tiefer verschüttet sind. Vorfälle zu vergessen, ist ja auch ein Schutzmechanismus unseres Bewusstseins.

Diese Liste, also die Time-Line, enthält oft nur oder fast nur Ereignisse, bei denen der Betreffende sich in einer Opferrolle sieht, also etwas von außen eingewirkt hat, dem er sich mehr oder weniger hilflos ausgeliefert fühlte. Es gibt aber auch die andere Seite, wo wir selbst Akteure sind, also Ereignisse, wegen derer wir uns Vorwürfe machen, wo wir etwas getan haben, was unserer Meinung nach nicht korrekt war und wofür wir uns insgeheim noch immer schämen. Solche Ereignisse sind oft noch tiefer im Unterbewusstsein vergraben, je größer die Selbstvorwürfe, desto tiefer.

Stellen Sie auch von solchen Ereignissen eine Liste auf, man nennt sie »Crime-Line«. Notieren Sie alles, was Sie sich selber vorwerfen, und behandeln es, wie zuvor beschrieben. Stehen Sie zu dem, was Sie getan haben. Sie können die Vergangenheit nicht ändern. Verantwortung zu übernehmen, ist gut und richtig. Selbstvorwürfe sind eine Scharade des Ego, um Mitleid zu ergattern und von der eigenen Verantwortung abzulenken. Akzeptieren Sie die Scham. Und vergeben Sie sich. Selbstvorwürfe nutzen niemandem. Wenn Sie sich aber vergeben, lösen Sie die Bindung zwischen Ihnen und Ihrem ›Opfer‹. Wenn Sie das auf der mentalen Ebene geschafft haben – so zeigt die Erfahrung –, ergeben sich nicht selten ›wie von selbst‹ Situationen, in denen sich die alte Schuld auch im Außen löst, oder es zeigt sich, dass sie ›wundersamerweise‹ bereits gelöst ist. Erinnern Sie sich: Der Geist bestimmt die Materie.

Sie sollten diese beiden Listen natürlich sehr sorgfältig verwahren, wirklich sehr sorgfältig. Was Sie hier notieren, ist nicht nur sehr persönlich und geht niemanden etwas an, wenn die Liste ›ans Tageslicht gezerrt‹ wird, kann das auch tiefe Spuren in Ihnen hinterlassen.

Zum Abschluss ein Tipp von mir. Machen Sie auch eine Liste von allen guten Ereignissen, Ihre »Fine-Line«. Visualisieren Sie das gute Gefühl, die Freude, den Stolz, den Sie bei der Erinnerung empfinden, indem Sie sich die Situation in den strahlendsten Farben ausmalen und dazu klopfen. Sie können diese Ereignisse auch gut mit den Choices verwenden, indem Sie das visualisierte Gefühl klopfen und eine Zielaussage dazu formulieren, zum Beispiel klopfen Sie den Stolz und die Freude über Ihr erstes Auto und dann den Entscheidungssatz: »Ich entscheide mich dafür, bei allen geschäftlichen Vorhaben die gleiche Freude zu empfinden wie über mein erstes Auto.«

Problembehandlung

Wenn Menschen annehmen, EFT wirke bei Ihnen nicht, ist der Grund meist, dass sie nicht hartnäckig und ausdauernd genug waren. Es gibt zwar die Minutenwunder, aber bei großen Brocken wie Diabetes wird das doch eher die Ausnahme sein. Stellen Sie sich also weniger auf Tage, sondern Wochen, vielleicht auch Monate ein. Es ist nicht ungewöhnlich, dass sich ein Intensitätswert bei einer Klopfrunde gar nicht ändern will. Und das kann auch über Tage so gehen. Wappnen Sie sich mit einer guten Portion Sturheit und Gelassenheit und klopfen einfach weiter.

Wenn sich über längere Zeit nichts tut, sollten Sie Ihren Einstimmungs- und Erinnerungssatz überprüfen. Ist die Formulierung präzise genug? Beschreibt Sie die Emotion oder den Schmerz wirklich ganz genau? Oder ist die Aussage vielleicht schwammig? Sehen Sie sich noch einmal die erste Regel von Patricia Carrington im Kapitel »Choices« an. Diese Regel gilt ganz allgemein für das Formulieren des Einstimmungs- und Erinnerungssatzes.

Oft kommt es sogar vor, dass der Intensitätswert steigt. Das liegt gewöhnlich daran, dass sich während des Klopfens eine andere Emotion in den Vordergrund geschoben hat. Wenn beispielsweise eine Spinnenangst geklopft wird, kann es sein, dass die bereits aufgelöst ist, sich jetzt aber der Ekel vor Spinnen bemerkbar macht. Der ist zuvor gar nicht bemerkt worden, weil die Angst zu groß war. Klopft man jetzt weiter die Angst, kann sich gar nichts mehr verändern, denn die ist ja längst gelöst.

Ein weiterer Grund kann sein, dass ein anderer Aspekt des Problems in den Vordergrund getreten ist. Bleiben wir bei der Spinnenangst. Ein Aspekt könnte sein, dass die Spinnen sich so schnell und unberechenbar bewegen. Wird dieser Aspekt während einer Sequenz auf Null gebracht, kann bei der anschließenden

Bewertung unbemerkt schon ein anderer Aspekt eine Rolle spielen, zum Beispiel, von diesen langen, haarigen Spinnenbeinen berührt zu werden. In diesen Fällen hilft nur, ständig zu prüfen, ob das, was geklopft wird, noch der akut belastenden Emotion entspricht. Wenn nicht, muss das Setup geändert werden, also sowohl die Problembeschreibung, wie auch der Einstimmungs- und Erinnerungssatz müssen neu formuliert, und es muss neu bewertet werden.

Ein anderer Grund kann sein, dass nicht der richtige Zeitpunkt für das Problem gewählt wurde. Wenn es noch ein anderes Problem gibt, das sich auf das gerade behandelte Problem auswirkt, muss zuerst dieses bearbeitet werden. Es bringt nichts, eine Lernblockade zu beklopfen, wenn eine allgemeine Schulangst vorliegt. Der richtige Zeitpunkt für die Lernblockade ist erst nach dem Auflösen der Schulangst gekommen.

Wenn alle zuvor genannten Gründe nicht in Frage kommen, dann liegt es mit großer Wahrscheinlichkeit an einer globalen PU. Die muss zuerst erkannt und aufgelöst werden, bevor es weitergehen kann. Wenn der Glaubenssatz besteht: »Ich kann kein gutes Leben führen«, dann kann man auch den Diabetes nicht besiegen, weil die globale PU den Diabetes ›braucht‹, um den Glaubenssatz zu ›beweisen‹.

Die folgende Liste von Aussagen* kann Ihnen helfen, auf einfache Weise Hinweise zu erhalten, ob eine glo-

*mit freundlicher Genehmigung von A. C. Straßner, www.anja-strassner.de

bale PU vorliegt oder nicht. Lesen Sie sich die Aussagen einzeln laut vor und bewerten jede ohne viel nachzudenken gefühlsmäßig, auf der Skala von Null bis Zehn, wobei Null bedeutet, die Aussage trifft nicht zu, und Zehn, trifft völlig zu.

		Gefühl
1	Ich will ein gutes Leben führen.	
2	Ich kann ein gutes Leben führen.	
3	Ich darf ein gutes Leben führen.	
4	Ich verdiene es, ein gutes Leben zu führen.	
5	Ich bin sicher, wenn ich ein gutes Leben führen.	
6	Andere sind sicher, wenn ich ein gutes Leben führen.	
7	Ich erlaube mir, ein gutes Leben zu führen.	
8	Ich bin bereit, alles Nötige dafür zu tun, ein gutes Leben zu führen.	
9	Mir fehlt nichts Wichtiges, wenn ich ein gutes Leben führe.	

Die Formulierung »gutes Leben« in der Tabelle meint, was für Sie persönlich ein gutes Leben ist. Es ist nicht damit gemeint, was Ihre Umwelt, Familie, Freunde, die öffentliche Meinung, Kirche oder sonst wer möglicherweise als gutes Leben definiert. Folgen Sie Ihrem Gefühl. Ihr Unterbewusstsein weiß schon, was gemeint ist, es hat Ihre individuellen Kriterien und Vorstellungen abgespeichert.

Wenn bei einer Aussage ein Wert kleiner als sechs steht, deutet dies auf eine globale PU hin. Um die Wurzeln einer PU aufzudecken, können Ihnen folgende Fragen helfen:

- *Frage nach dem Grund / der Ursache:* Warum will / kann / darf ich kein gutes Leben führen? Hören Sie auf Ihre Intuition! Auch wenn der Verstand sagt, dass es so ja wohl nicht sein könne – Ihr Unterbewusstsein sieht das oft anders.
- *Frage nach der letzten Konsequenz:* Was wäre, wenn ich ein gutes Leben führen würde?
- *Frage nach der guten Absicht hinter der PU:* Wovor will mich diese Einstellung schützen? Welchen Nutzen habe ich daraus, wenn sich nichts ändert? Hier sei der sogenannte Krankheitsgewinn erwähnt: Wenn ich gesund bin, bekomme ich weniger oder gar keine Zuwendung / Aufmerksamkeit mehr.
- *Frage nach irrationalen Glaubenssätzen wie:* Ich bin nicht wert,... Mir steht nicht zu,... Das geht sowieso nicht. Das ist unheilbar. Das ist die Strafe Gottes dafür, dass... und so weiter.

Klopfen Sie mindestens drei Wochen lang *mehrmals täglich* die PU. Hierbei hat sich die Choices-Methode bewährt.

Wenn Sie keine globale PU finden können, die der Grund ist, dass sich Ihr Intensitätswert nicht nach unten bewegt, dann sollten Sie einen erfahrenen EFT-Therapeuten aufsuchen, am Besten einen, der neben seiner EFT-Ausbildung auch eine psychotherapeutische Ausbildung hat.

Nachwort

Jetzt haben Sie die Möglichkeit, mehr gegen Ihren Diabetes zu tun, als Medikamente zu nehmen. Bewegen Sie sich. Falls Sie Übergewicht haben, tun Sie etwas dagegen. Auch dabei kann Ihnen EFT helfen. Klopfen Sie, was das Zeug hält.

Allerdings braucht es ein wenig mehr, als einfach nur zu kopieren, was ich hier vorgeführt habe. Setzen Sie Ihre Kreativität ein, um die aufgezeigten Möglichkeiten und Vorgehensweisen an Ihre spezielle Situation anzupassen. Jeder Mensch ist anders. Deshalb können Sie nicht einfach nachmachen, was ich gemacht habe, und ungeprüft die Sätze verwenden, die ich hier vorgestellt habe. Es wird Bereiche in Ihrem Leben geben, die Sie berücksichtigen müssen, die aber für mich nicht relevant sind oder waren.

Sie brauchen auch Ausdauer und Beharrlichkeit. Es wird schon etwas Zeit kosten, etwas aus Ihrem Körper zu klopfen, mit dem Sie schon lange Jahre leben und an das Sie sich ja auch gewöhnt haben. Also bleiben Sie dran. Und Sie brauchen noch etwas: ein dickes Fell. Sie werden in Ihrer Umgebung, selbst in der engsten, auf Skepsis und Misstrauen stoßen, dass so eine »abgedrehte Methode« an etwas so Unerschütterlichem wie dem Blutzuckerspiegel etwas ändern soll.

Lassen Sie sich nicht beirren und machen Sie sich die Zweifel anderer nicht zu eigen. Am besten sprechen Sie zunächst gar nicht darüber und weihen nur ihre engsten Angehörigen ein, die es ohnehin irgendwie mitbekommen würden. Es wird klappen, auch wenn es etwas länger dauert, vielleicht sogar richtig lange.

Selbstverständlich dürfen Sie auf gar keinen Fall einfach Ihre Medikamente absetzten. Jede Änderung Ihrer Medikation darf nur nach Rücksprache mit Ihrem Arzt erfolgen. Wenn sich aber Ihr Blutzuckerspiegel langsam normalisiert, wird er gar nicht anders können, als die Medikation anzupassen, auch wenn er sich wundert, wo diese Verbesserung herkommt.

Wenn Sie mit dem Klopfen eine stabile Verbesserung Ihrer Werte erreicht haben, ist der Zeitpunkt gekommen, falls Sie es denn überhaupt wollen, andere einzuweihen, auch Ihren Arzt. Vielleicht ist er ja aufgeschlossener, als es mein Arzt anfangs war.